Mosaik bei
GOLDMANN

Buch

Fantasie und Einfallsreichtum sind die besten Mittel, um das Liebesleben aufzupeppen. Wenn die Erotik im Alltag mal wieder zu kurz kommt, bringen Sie mit diesem Buch frischen Wind in die Beziehung. Ob im Taxi, Restaurant oder im heimischen Schlafzimmer, ob erotische Vorlesestunde, sexy Wäsche oder Liebestränke – Hugh de Beer hat Tipps für alle Liebeslagen.

Autor

Hugh de Beer ist der Erfinder von »Foreplay«, einem erotischen Brettspiel für Erwachsene, das sich weltweit über 200 000 Mal verkauft hat. In seinem Heimatland Australien hat er bereits fünf Bücher veröffentlicht, die allesamt Bestseller wurden.

Hugh de Beer

Liebesspiele

269 Tipps, Tricks
und heiße Spiele

Aus dem Englischen
von Burkhard Hickisch

Mosaik bei
GOLDMANN

FSC
Mix
Produktgruppe aus vorbildlich
bewirtschafteten Wäldern und
anderen kontrollierten Herkünften

Zert.-Nr. SGS-COC-1940
www.fsc.org

Verlagsgruppe Random House FSC-DEU-0100
Das für dieses Buch verwendete FSC-zertifizierte Papier *Munken Print*
liefert Arctic Paper Munkedals AB, Schweden.

2. Auflage
Deutsche Erstausgabe Mai 2007

Published by Arrangement
with Sourcebooks Inc., Naperville, IL, USA
Dieses Werk wurde vermittelt durch
die Literarische Agentur Thomas Schlück GmbH, 30827 Garbsen.
Originaltitel: 269 Amazing Sex Games
Umschlaggestaltung: Design Team München
Fotos: PhotoAlto, Digital Vision, Photodisc
Redaktion: Dagmar Rosenberger
Satz: Buch-Werkstatt GmbH, Bad Aibling
Druck und Bindung: GGP Media GmbH, Pößneck
WR · Herstellung: Han
Printed in Germany
ISBN 978-3-442-16887-3

www.mosaik-goldmann.de

Inhalt

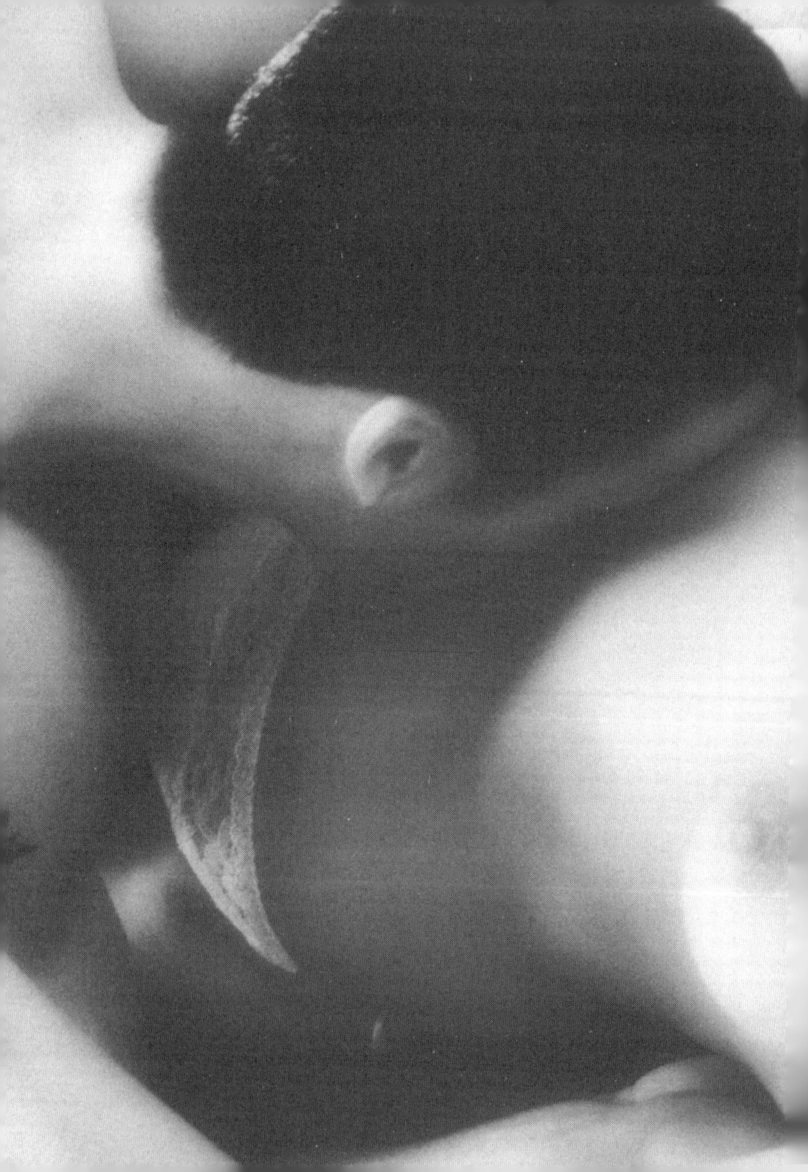

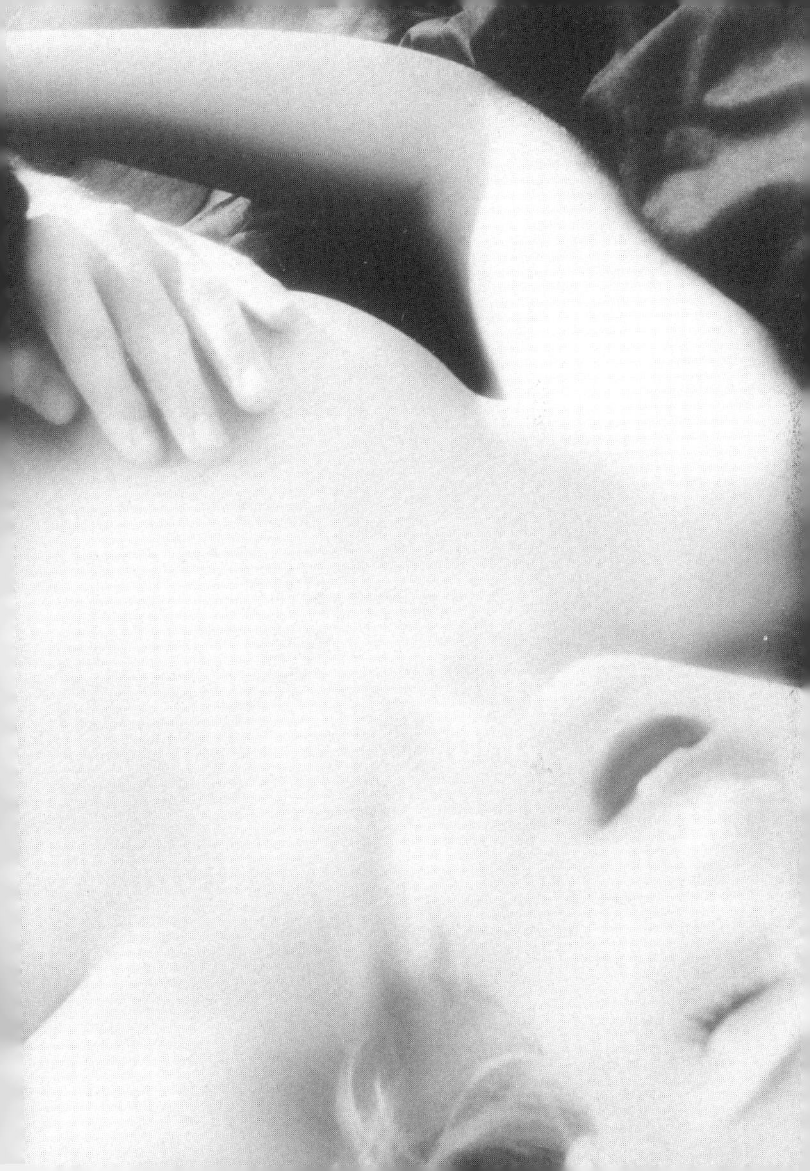

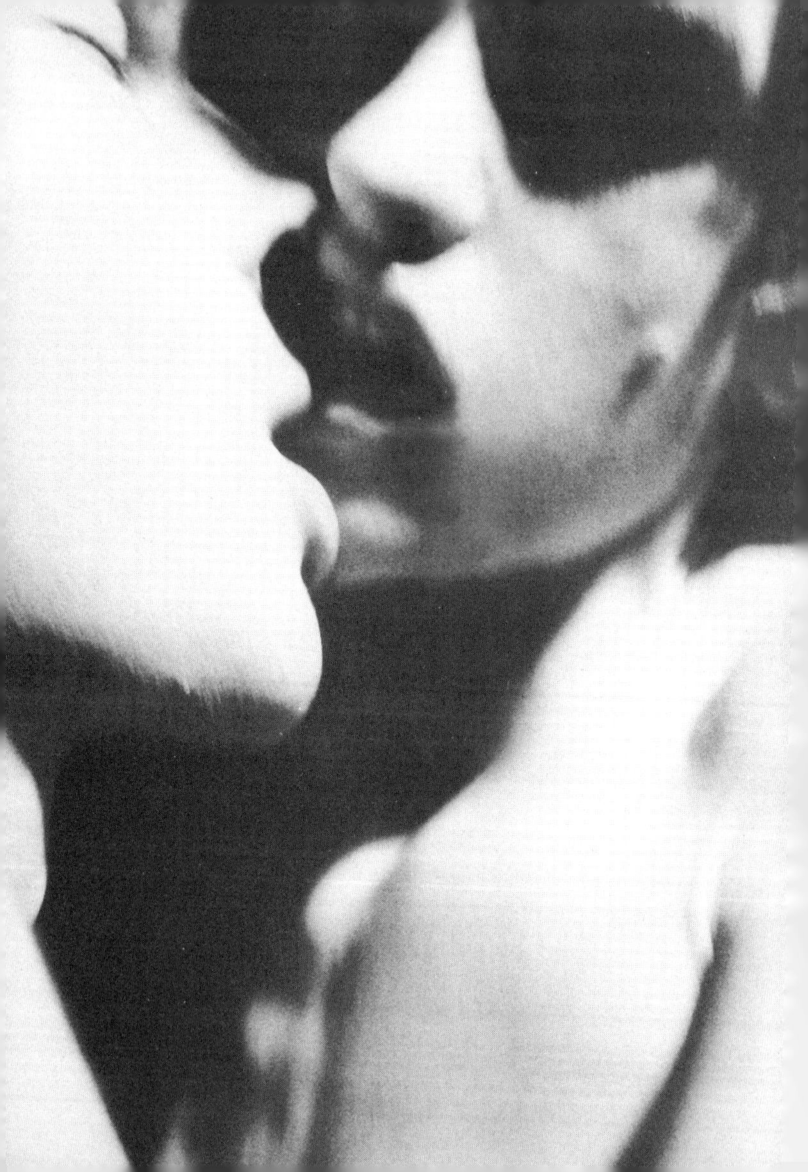

Eins

Essen, trinken und das Leben genießen

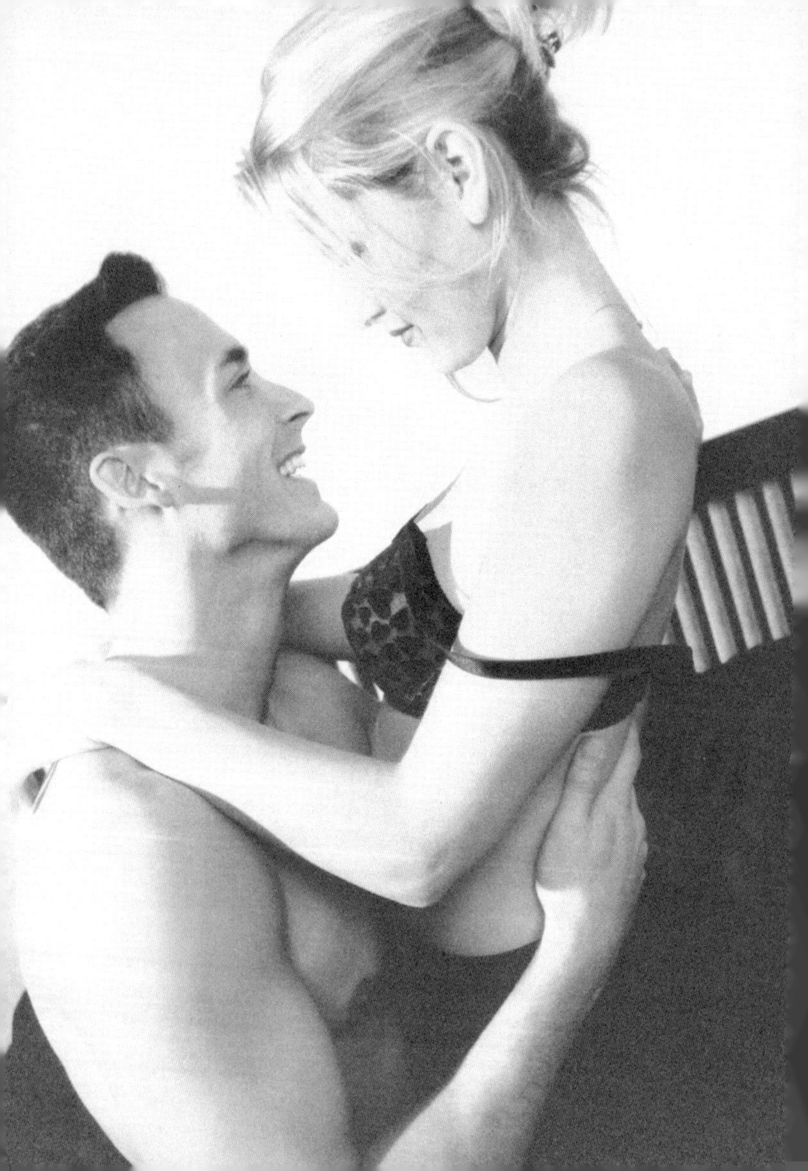

Essen gehen

1 Wenn Sie das nächste Mal im Restaurant essen, schreiben Sie erotische Anspielungen auf Ihre Servietten und tauschen Sie die Servietten aus.

2 Legen Sie jedes Mal, wenn Sie Sex haben, 10 € in eine »Liebeskasse«. Leisten Sie sich ein romantisches Abendessen, wenn genug Geld zusammengekommen ist.

3 Wenn Sie im Restaurant sind und Ihr Tisch ein langes Tischtuch hat, können Sie Ihren Partner mit Ihren Füßen zum Orgasmus bringen. Hören Sie nicht auf, wenn der Kellner kommt.

4 Tun Sie so, als wären Sie in den Flitterwochen (egal, ob Sie verlobt oder verheiratet sind oder nicht). Füttern Sie sich gegenseitig mit der Hand, trinken Sie mit Champagner »Brüderschaft«, streicheln und küssen Sie sich. Wenn Sie Ihre Rolle überzeugend spielen, spendieren Ihnen die Tischnachbarn vielleicht sogar den Nachtisch!

5 Schreiben Sie, bevor Sie essen gehen, einen anonymen Brief mit stürmischen Liebesbekundungen und eindeutigen Anspielungen. Stecken Sie den Brief im Restaurant dem Kellner zu und bitten Sie ihn, ihn im Laufe des Abends Ihrem Partner zukommen zu lassen. Beobachten Sie die Reaktion und fragen Sie nach, was auf dem Brief stand. Der Rest bleibt Ihnen überlassen.

Komm und hol's dir

6 Ihr Partner hat verbundene Augen, und Sie füttern ihn mit einer speziellen Köstlichkeit. Wenn er darauf kommt, was er isst, gewinnt er eine Ganzkörpermassage.

7 Ziehen Sie sich wie ein Kellner oder eine Kellnerin an und necken Sie sich gegenseitig, während Ihr Lieblingsessen serviert wird.

8 Ihr Partner verbindet Ihnen die Augen und legt eine Leckerei auf Ihren nackten Körper. Wenn Sie raten, was es ist, haben Sie gewonnen, und Ihr Partner kann die Leckerei von Ihrem Körper knabbern oder lecken. Wenn nicht, müssen Sie Ihrem Partner einen Wunsch erfüllen.

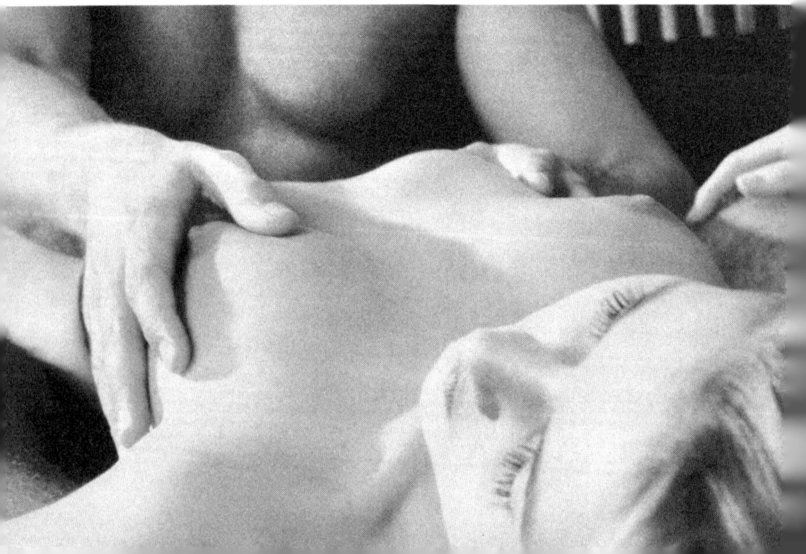

9 Erstellen Sie eine Liste mit zehn Zutaten, die den Sex zu einem kulinarischen Erlebnis machen.

10 Stellen Sie sich ein Liebesmenü zusammen. Die Vorspeise kann darin bestehen, dass Sie das Telefon abschalten, stimulierende Musik auflegen und nackt im Wohnzimmer tanzen. Den Hauptgang können eine gute Flasche Wein und ein Massageöl bilden. Zum Nachtisch gibt es Schokolade und süße Worte.

11 Kämpfen Sie nackt um etwas Essbares und säubern Sie sich hinterher gegenseitig mit Lippen und Zunge.

Die Frucht der Leidenschaft

12 Nehmen Sie eine leckere, reife Kirsche und fahren Sie damit langsam über die Lippen Ihres Partners. Lassen Sie dann die glänzende Haut der Kirsche über Ihre eigenen Lippen gleiten. Beißen Sie ein kleines Stück ab und stecken Sie die Kirsche Ihrem Partner in den Mund.

13 Schneiden Sie Ihre Lieblingsfrucht in kleine Stücke und legen Sie diese kunstvoll auf den nackten Körper Ihres Partners. Essen Sie dann ein Stück nach dem anderen auf.

14 Reiben Sie sich gegenseitig am ganzen Körper mit einer saftigen Orange oder Mango ein und lecken Sie so viel davon ab, wie Sie können. Wer den anderen am besten sauber macht, hat einen speziellen Sexwunsch frei.

15 Sprechen Sie darüber, welche erotischen Fantasien Sie mit einer bestimmten Frucht (oder einem bestimmten Gemüse) verbinden. Gehen Sie dann zum Lebensmittelladen und lassen Sie hinterher zu Hause Ihre Fantasien Wirklichkeit werden.

16 Kaufen Sie verschiedene Fruchtsäfte – Erdbeere, Orange, Ananas, Mango, Guave, Pfirsich, Aprikose, Brombeere – und bitten Sie Ihren Partner, die Augen

zu schließen. Benetzen Sie seine Lippen mit Fruchtsaft und lecken Sie den Saft ab. Probieren Sie nacheinander alle Geschmacksrichtungen und lassen Sie Ihren Partner jeweils die richtige Frucht raten.

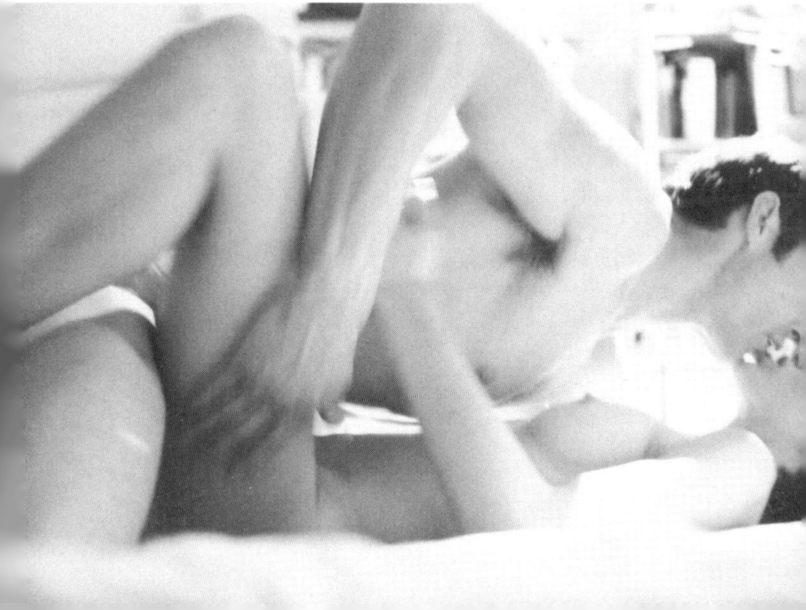

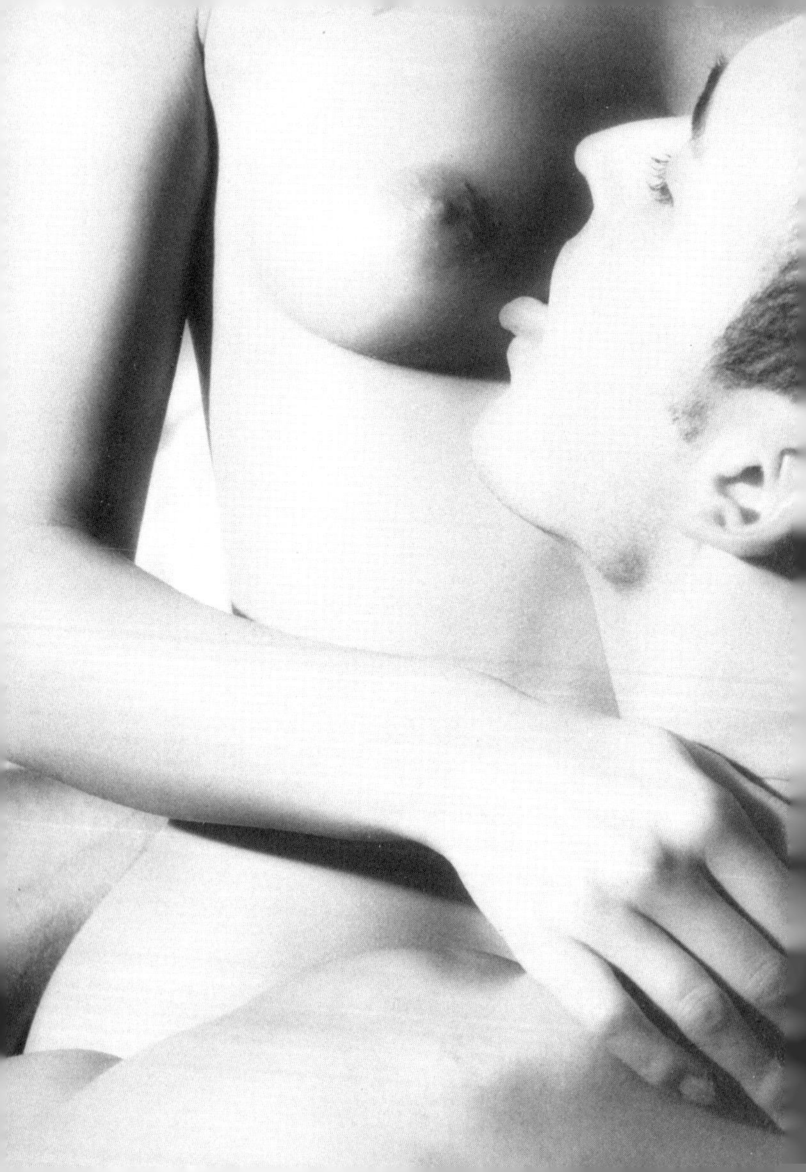

Eiskapaden

17 Tauschen Sie einen Eiswürfel von Mund zu Mund. Wer als Erstes einen Tropfen fallen lässt, muss dem anderen einen sexuellen Wunsch erfüllen.

18 Reiben Sie den Körper Ihres Partners mit Talkumpuder ein. Nehmen Sie einen Eiswürfel und malen Sie damit Muster in das Puder. Das Gefühl der Kälte auf heißer Haut ist sehr erregend.

Den Appetit anregen

Steigern Sie im Verlauf des Tages die Vorfreude Ihres Partners mit erotischen Anspielungen, die Sie ihm in die Brotdose oder in die Aktentasche stecken.

19 Schicken Sie Ihrem Partner eine Süßigkeit mit einer Karte, auf der eine erotische Fantasie steht.

20 Schmieren Sie ihm Butterbrote und legen Sie ein Nacktfoto von sich in die Brotdose.

21 Rufen Sie Ihren Liebsten zur Mittagszeit an und sagen Sie ihm, welchen Teil seines Körpers Sie gern zu Mittag essen würden.

22 Reißen Sie eine Seite aus einem Sexmagazin oder einem Katalog für Dessous heraus. Falten Sie die Seite und stecken Sie sie Ihrem Partner in die Jackentasche (aber passen Sie auf, dass er dadurch nicht seinen Job verliert).

23 Legen Sie eine Banane oder eine Mango in seine Brotdose und schlagen Sie ihm auf einem kleinen Zettel vor, wie er sie am sinnlichsten genießen kann.

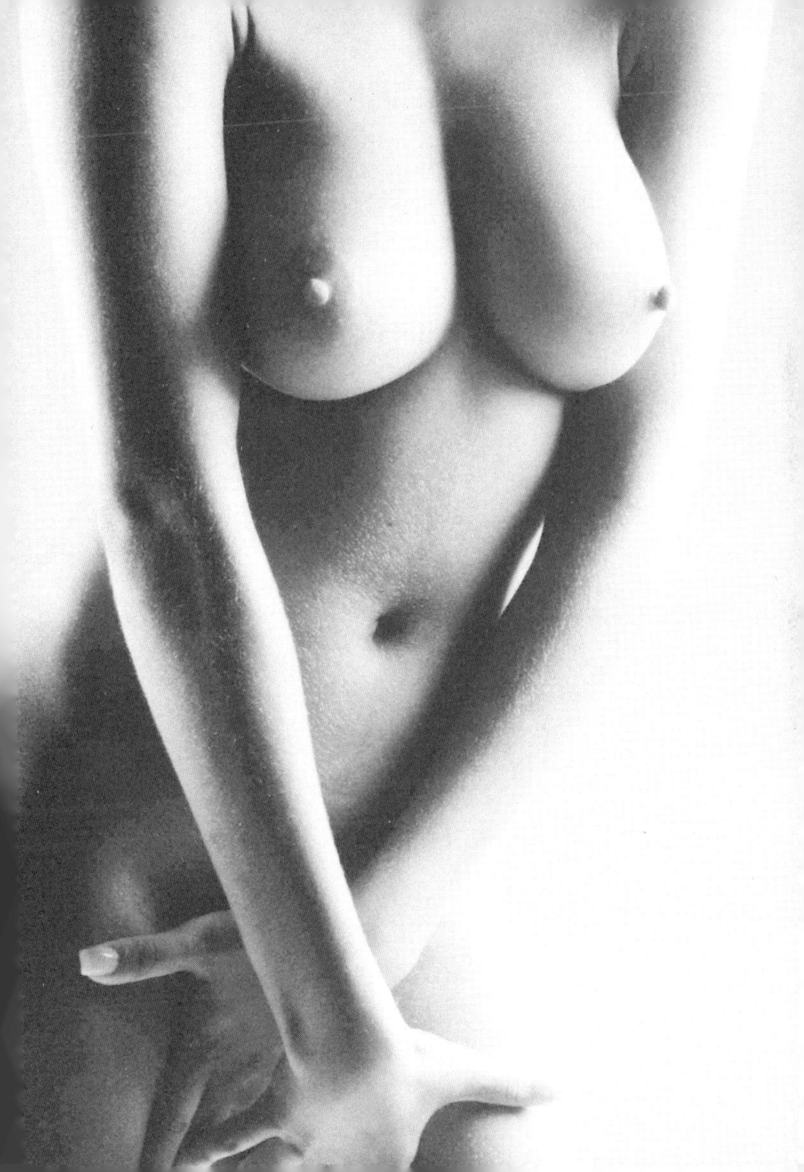

Süße Freuden zum Dessert

24 Nehmen Sie einen Gipsabdruck von den Genitalien Ihres Partners und gießen Sie darin Schokoladenversionen, die Sie vor, während oder nach dem Sex gemeinsam vernaschen.

25 Stellen Sie sich auf den Genitalien oder auf der Brust Ihres Partners ein Eis mit Früchten, Soßen und Schlagsahne zusammen. Dekorieren Sie das Ganze mit Nüssen oder Schokoladenraspeln und vergessen Sie nicht die Kirsche oben drauf. Guten Appetit!

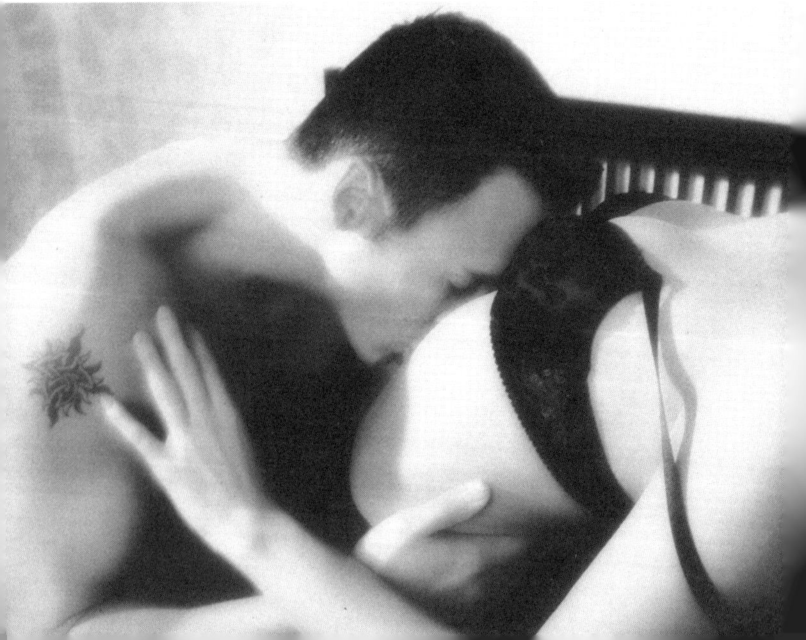

Trinkspiele

26 Erfinden Sie einen aufregenden neuen Cocktail und geben Sie ihm den Namen Ihres Partners.

27 Legen Sie eine alte Decke auf den Fußboden und bitten Sie Ihren Partner, sich darauf auszustrecken. Gießen Sie ein wenig Champagner in seinen Bauchnabel und über seinen Bauch. Versuchen Sie, den Champagner abzutrinken, bevor er auf die Decke läuft.

28 Füllen Sie Wasserpistolen mit Wein und bespritzen Sie sich damit. Lecken Sie sich danach gegenseitig sauber.

29 Veranstalten Sie eine nackte Cocktailparty für zwei Personen und benutzen Sie unterschiedliche Körperteile zum Abstellen der Drinks.

30 Bitten Sie ihn, Ihren Drink mit seinem Penis umzurühren und lecken Sie den Penis dann ab, um keinen Tropfen zu verschwenden.

Spinnen Sie die Geschichte weiter …

31 *Ich saß in einer Cocktailbar und spürte, wie mich jemand ansah. Als ich beiläufig meinen Kopf drehte, blieb mein Blick an einer attraktiven Person hängen. Meine Verabredung ließ nun schon eine halbe Stunde auf sich warten, und ich wurde langsam ungeduldig. Ich vergaß jedoch alle meine Sorgen, als die wunderschöne fremde Person mich anschaute und mir einen Wink gab, wobei sie sich mit der Zunge vielsagend über ihre Lippen fuhr. Sie hielt ein Glas Champagner in der Hand und prostete mir zu. Wie sollte ich mich verhalten? Sollte ich weiterhin auf meine Verabredung warten oder aufstehen und mich vorstellen? Oder sollte ich Geduld haben, bis die fremde Person weiter auf mich zuging? Der Barkeeper brachte mir einen neuen Drink …*

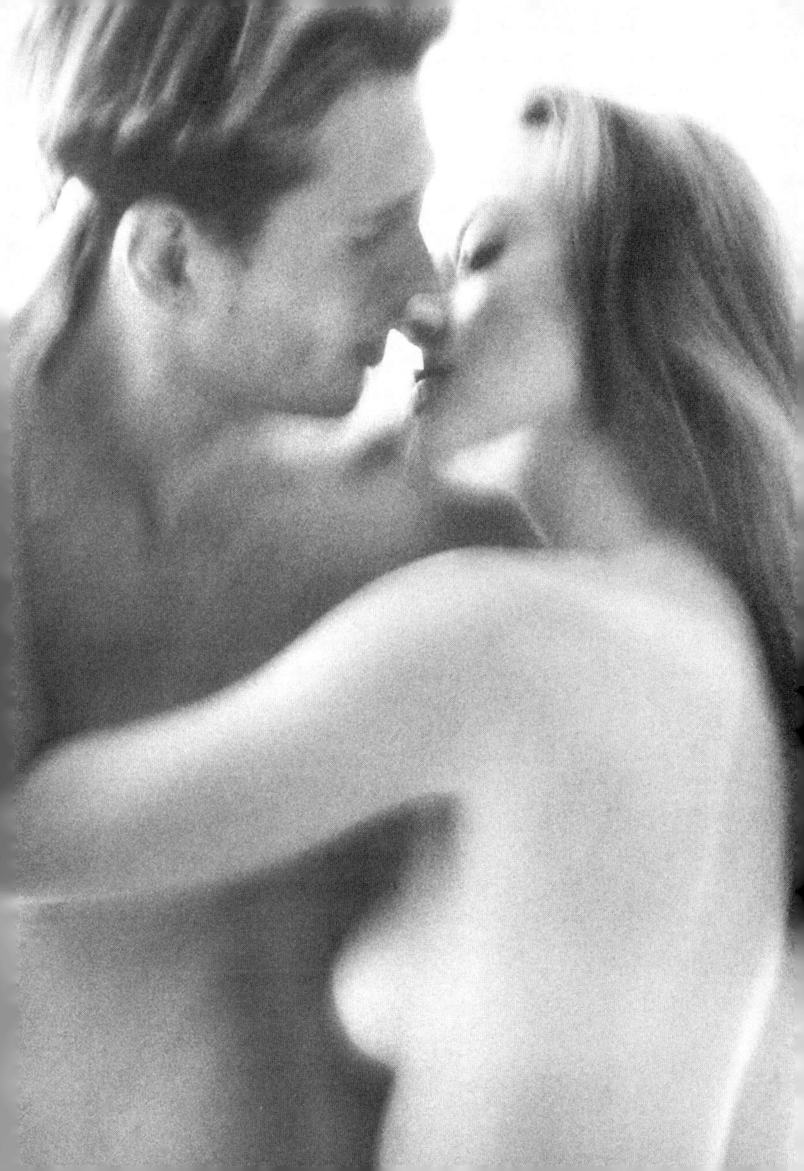

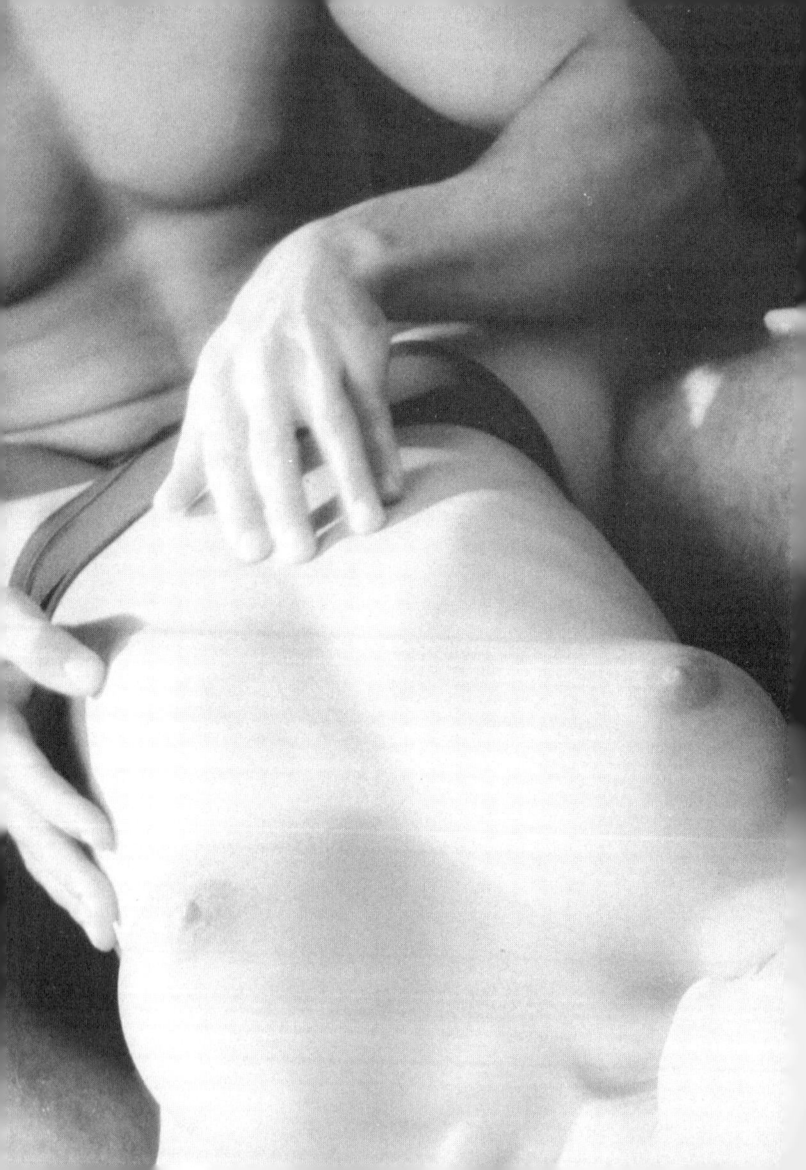

Zwei

Voller Körpereinsatz

Sexy Fitness

32 Schauen Sie sich vor dem Sex gegenseitig dabei zu, wie Sie nackt oder spärlich bekleidet Dehnungsübungen machen.

33 Probieren Sie Sex auf einem Gesundheitsball.

34 Benutzen Sie Ihre Sportausrüstung und Ihre Sportkleidung für das Liebesspiel.

35 Ziehen Sie sich aus und ringen Sie eine Runde miteinander.

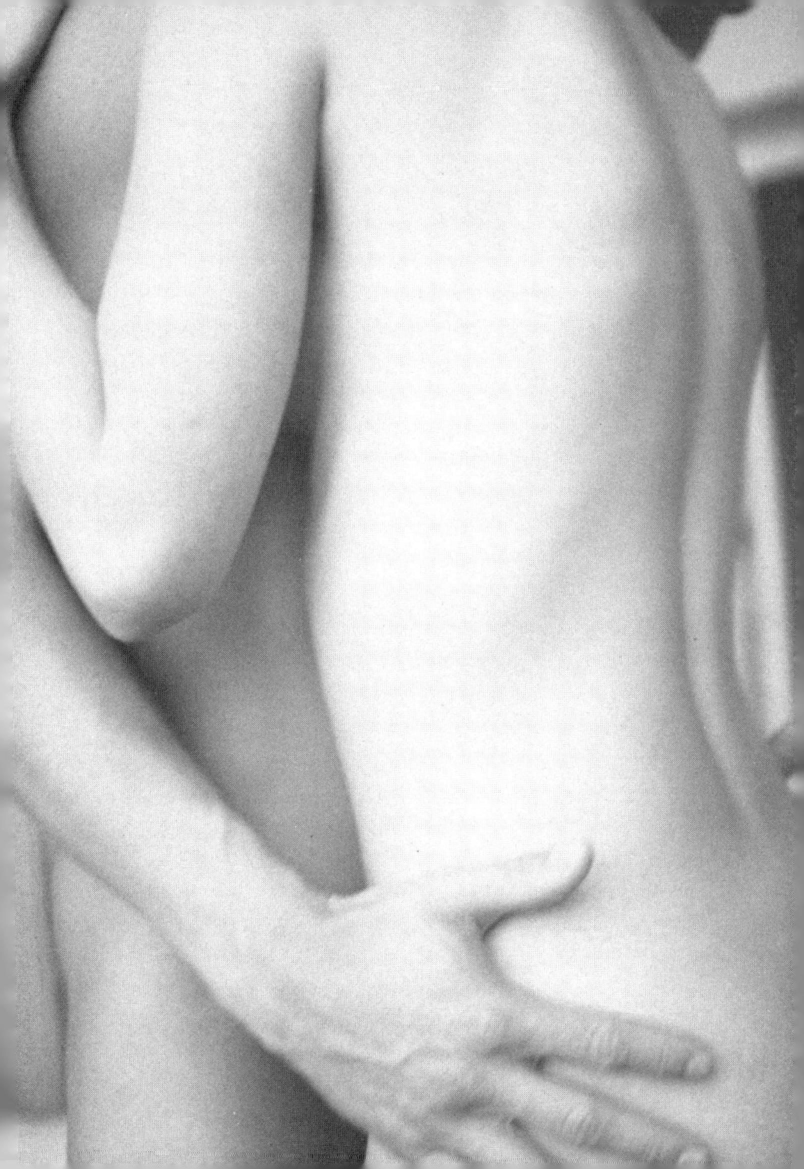

Auf die Matten gehen

36 Breiten Sie ein großes Plastiklaken auf dem Fußboden aus. Ölen Sie sich gegenseitig ein und veranstalten Sie einen Ringkampf.

37 Sie sitzen beide – nackt und eingeölt – Rücken an Rücken auf dem Fußboden. Verschränken Sie gegenseitig Ihre Arme ineinander und versuchen Sie zusammen aufzustehen.

38 Tragen Sie auf dem Bett einen Sumo-Ringkampf aus.

39 Sex ist ein Mannschaftssport für zwei Personen. Entwickeln Sie eine gemeinsame Strategie, bei der beide gewinnen.

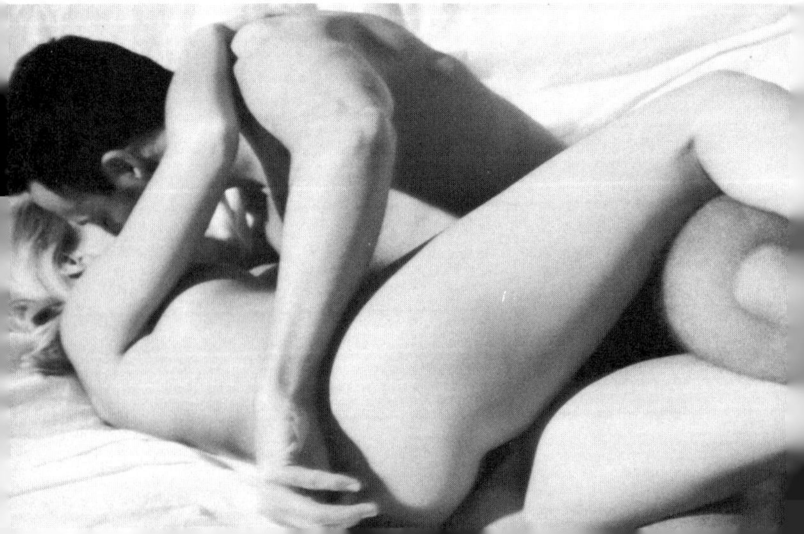

Neue Rekorde aufstellen

Herausforderungen und Wettkämpfe werden Ihre Fantasie anregen und Ihr Sexleben positiv stimulieren.

40 Sie benötigen zwei Kartons. Jeder füllt den Karton des anderen mit einem vollständigen Satz Kleidung. Zu Beginn des Spiels sind Sie völlig nackt. Sobald das Licht ausgeschaltet ist, geht es darum, wer sich am schnellsten im Dunkeln richtig anziehen kann. Wenn einer glaubt, fertig zu sein, wird das Licht angemacht. Der Gewinner wird dann von seinem Partner langsam wieder ausgezogen.

41 Lieben Sie sich in den nächsten drei Monaten jedes Mal anders. Wechseln Sie den Ort, die Stellungen, die Geschwindigkeit, die Beleuchtung, die Musik und das Vorspiel.

42 Stoppen Sie die Zeit, die Sie brauchen, um Ihren Partner nur mit dem Mund und mit den Zähnen seiner Kleidung zu entledigen. Dann ist er dran, Sie auszuziehen. Wer es am schnellsten schafft, hat einen sexuellen Wunsch frei.

43 Probieren Sie aus, wie viele verschiedene Stellungen Sie in fünf Minuten zusammen mit Ihrem Partner einnehmen können.

44 Halten Sie fest, wie viele gleichzeitige Orgasmen Sie in einer Woche, einem Monat oder einem Jahr haben.

45 Schreiben Sie in drei Minuten all die Liebestechniken auf, die Sie an Ihrem Partner mögen. Vergleichen Sie hinterher die Listen und tauschen Sie sich darüber aus.

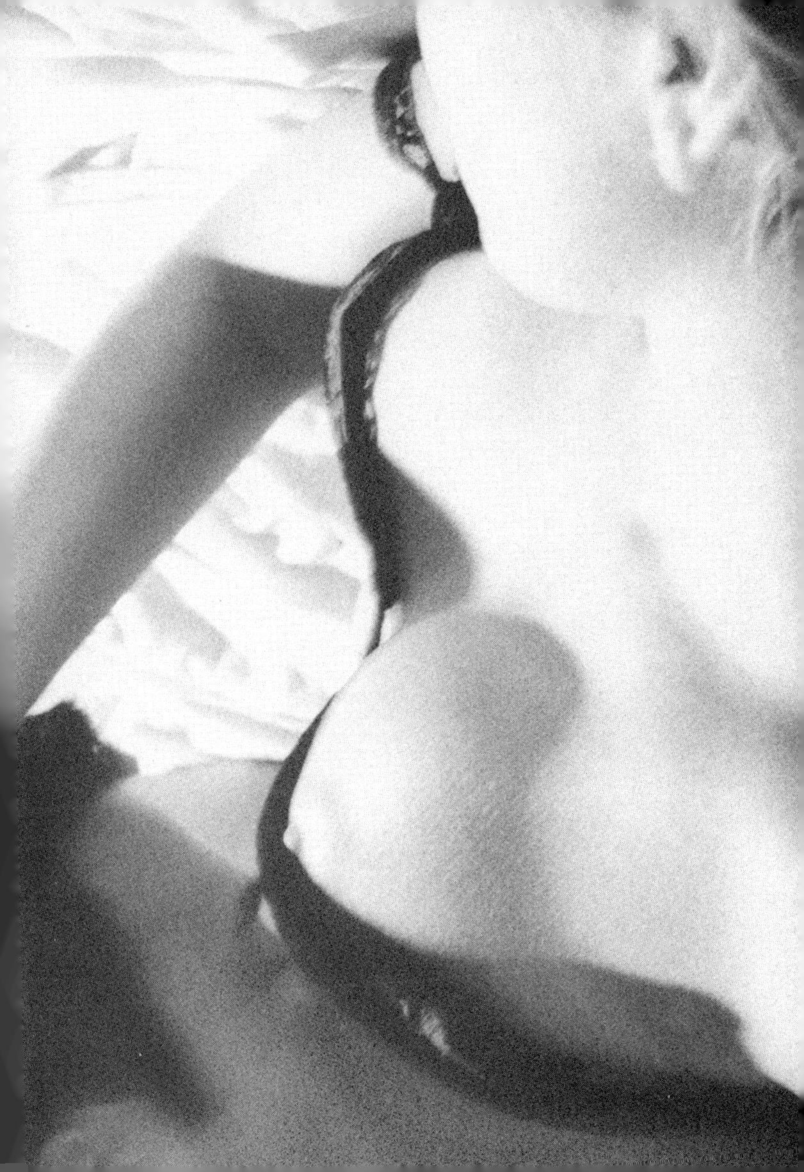

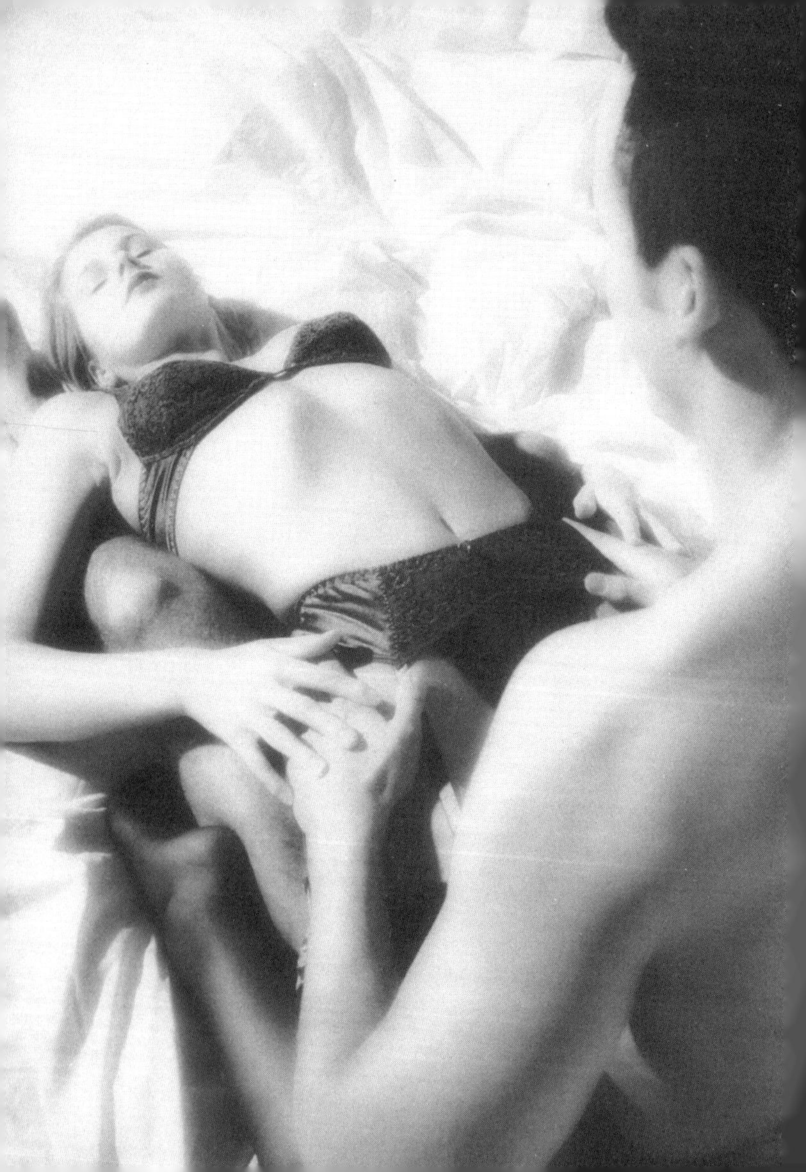

Was sich neckt, das liebt sich

Beim Necken ist es wichtig, dass Sie die Grenzen kennen. Wenn Ihr Partner es zum Beispiel hasst, gekitzelt zu werden, sollten Sie dies respektieren.

46 Nehmen Sie die »69«-Stellung ein und massieren Sie sich gegenseitig, ohne dabei die Geschlechtsteile zu berühren.

47 Benutzen Sie einen Vibrator, um Ihren Partner am ganzen Körper zu stimulieren. Führen Sie den Vibrator sehr nahe an die Genitalien oder die Brustwarzen heran, ohne diese jedoch direkt zu berühren. Wenn Ihr Partner verrückt vor Verlangen ist und nicht mehr still liegen kann, haben Sie Ihr Ziel erreicht.

Spaß mit Kondomen

48 Kondome sind überhaupt nicht lustfeindlich, im Gegenteil: Man kann wunderbar mit ihnen spielen. Strapazieren Sie das Kondom dabei jedoch nicht zu sehr, wenn Sie es hinterher noch benutzen wollen. Wenn Sie Lust haben, Ihren Partner mit mehreren Kondomen an das Bett zu fesseln, sollten Sie beim Geschlechtsverkehr ein unbenutztes Kondom verwenden.

49 Sie können das Kondom in die Länge ziehen und gegen das Hinterteil Ihres Partners schnalzen lassen. Oder binden Sie sich gegenseitig aufgeblasene Kondome um Ihre Fußknöchel. Versuchen Sie dann auf ein bestimmtes Signal hin, die Kondome Ihres Partners zum Platzen zu bringen. Wer zuerst ein Kondom zerknallen lässt, hat gewonnen und darf sich ein besonderes sexuelles Vergnügen wünschen.

50 Sie stehen nackt voreinander und halten ein aufgeblasenes Kondom zwischen Ihren beiden Bäuchen. Versuchen Sie, ohne die Hände dabei zu benutzen,

- im Raum umherzulaufen,
- das Kondom bis zum Kinn hochzubewegen,
- sich zu drehen, sodass das Kondom zwischen Ihren beiden Rücken gehalten wird,

- sich langsam hinzusetzen und dabei das Kondom zwischen Ihren beiden Rücken zu halten.

51 Blasen Sie ein Kondom auf und spielen Sie damit:

- Tennis
- Volleyball
- Hockey

Verlieren Sie Ihre Murmeln nicht

52 Legen Sie so viele Murmeln wie möglich unter Ihr gemachtes Bettlaken, bevor Sie Sex haben. Tun Sie das Gleiche mit …

- Tischtennisbällen
- Golfbällen
- aufgeblasenen Kondomen

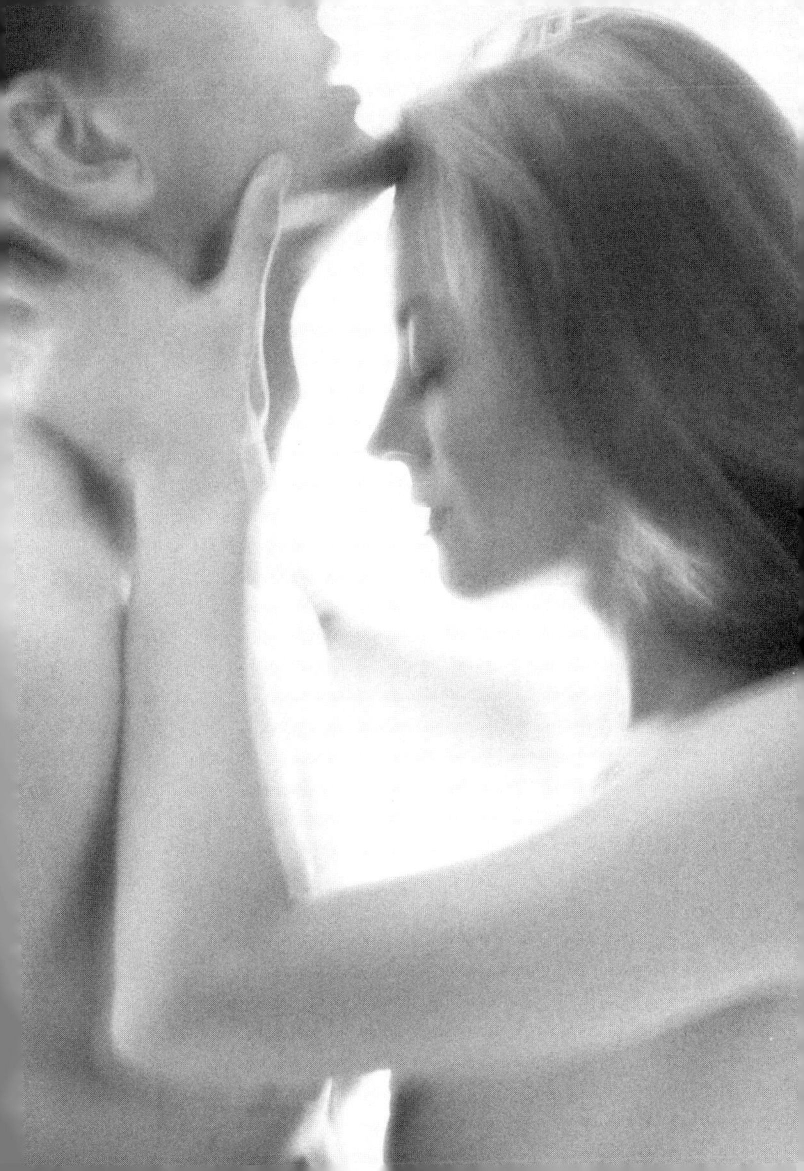

Heiße Quickies

53 Setzen Sie sich nackt auf den Fußboden hinter Ihren Partner und bewegen Sie sich im Raum umher, ohne den Körperkontakt zu verlieren. Dies ist eine großartige Methode, um die Gesäßmuskeln zu trainieren.

54 Massieren Sie die Füße Ihres Partners, während er Ihnen erotische Lektüre vorliest.

55 Lassen Sie sich Sexspiele einfallen, bei denen acht Gummibänder, ein Stück Seife oder eine Fahrradpumpe zum Einsatz kommen.

56 Machen Sie Liebe, als ob Sie beide 70 Jahre alt wären. Danach, als ob Sie wieder 17 wären.

57 Treiben Sie es im Schnee. Lassen Sie dabei vorsichtshalber Ihre Mützen auf.

Spinnen Sie die Geschichte weiter …

58 *Sie besuchen mit mehreren Leuten ein Fußballspiel, bei dem Sie Ihre Freunde aus den Augen verlieren. Während Sie im Stadium umherlaufen und Ihren Platz suchen, landen Sie zufällig in einer der Umkleidekabinen. Sie scheint leer zu sein – bis auf eine Person, die nackt auf einer Bank liegt. Sie nähern sich ihr, um sie sich genauer anzuschauen …*

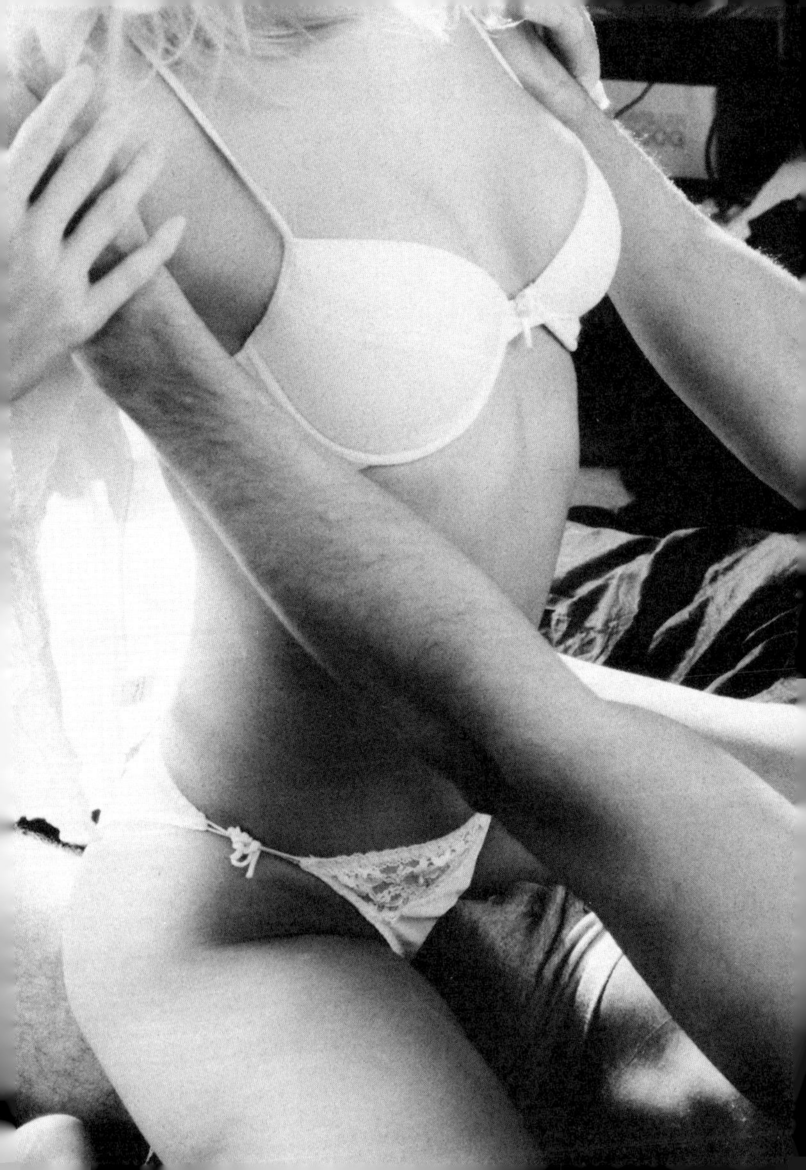

Drei

Ihr privates Spielkasino

Und der Gewinner ist …

59 Wetten Sie auf alles Mögliche – zum Beispiel, welcher Regentropfen schneller die Fensterscheibe herunterläuft. Der Gewinner zieht eine Nummer zwischen 1 und 269 in diesem Buch und bekommt das, was dort vorgeschlagen wird, als Preis.

60 Versteigern Sie die Kleidungsstücke, die Sie tragen, gegen die Erfüllung sexueller Wünsche.

61 Versteigern Sie sexuelle Wünsche gegen Arbeiten, die im Haus erledigt werden müssen.

62 Werfen Sie eine Münze, um auszuknobeln, wer beim Sex oben ist.

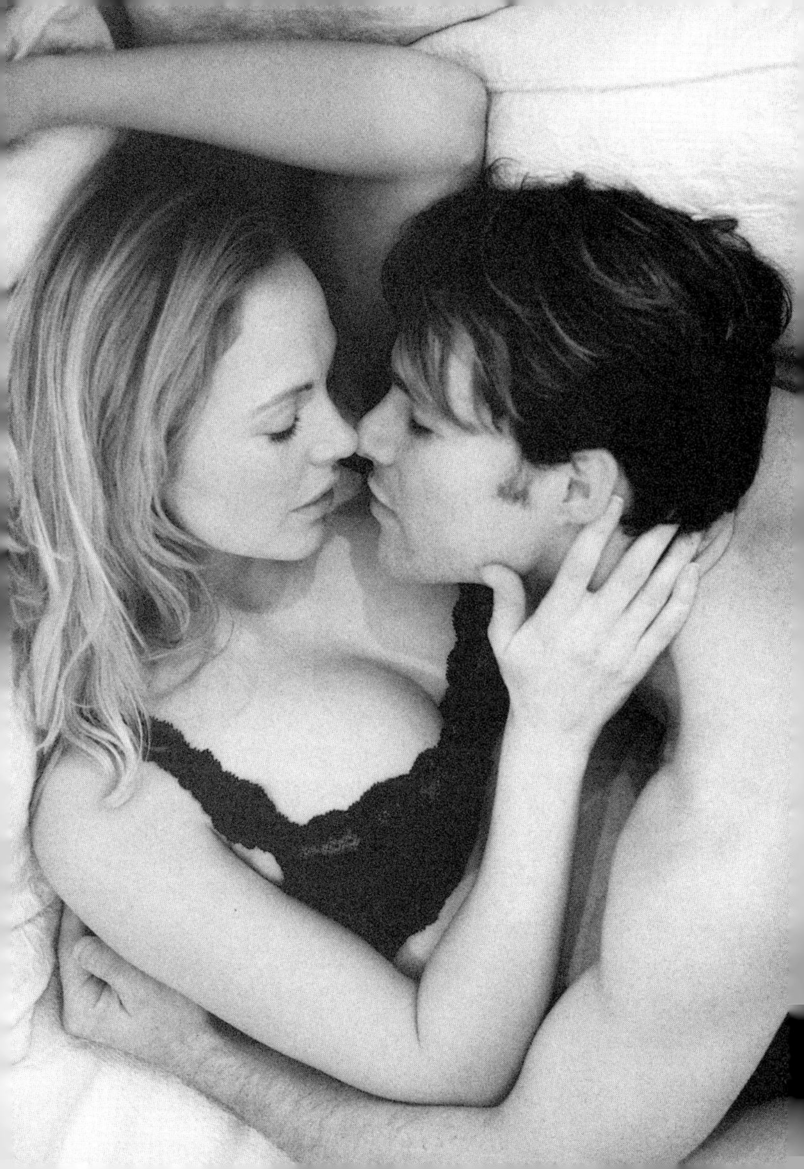

Aus dem Hut gezaubert

63 Beschriften Sie Karten mit den Namen von berühmten Liebespaaren (zum Beispiel Antonius und Kleopatra, Romeo und Julia, Kermit und Miss Piggy). Legen Sie die Karten in einen Hut und ziehen Sie ab und zu eine. Lieben Sie sich so, wie Sie glauben, dass dieses berühmte Paar Sex haben würde.

64 Tragen Sie beim Sex ausgefallene Kopfbedeckungen.

Schreiben Sie romantische und sinnliche Handlungen (beispielsweise eine der folgenden) auf einzelne Zettel und legen Sie diese in einen Hut. Nehmen Sie jeden Tag einen Zettel und führen Sie die darauf stehende Handlung aus. Hängen Sie den Zettel an den Kühlschrank, wenn Sie sie erledigt haben.

65 Buchen Sie ein Zimmer in einem Hotel und nehmen Sie einen Picknickkorb und eine Flasche Wein mit. Hängen Sie das Schild »Bitte nicht stören« an die Tür.

66 Besuchen Sie Ihren Partner am Arbeitsplatz und finden Sie einen sicheren Ort für einen »Quickie«.

67 Kaufen Sie Ihrem Partner etwas Erotisches und verabreden Sie, wann Sie es gemeinsam genießen.

68 Schicken Sie Ihrem Partner seine Lieblingsblumen mit einer erotischen Mitteilung auf der beiliegenden Karte.

69 Befriedigen Sie Ihren Partner oral, während er schläft.

70 Nehmen Sie sich einen ganzen Tag frei, um Sex miteinander zu haben.

71 Haben Sie Sex, ohne sich auszuziehen.

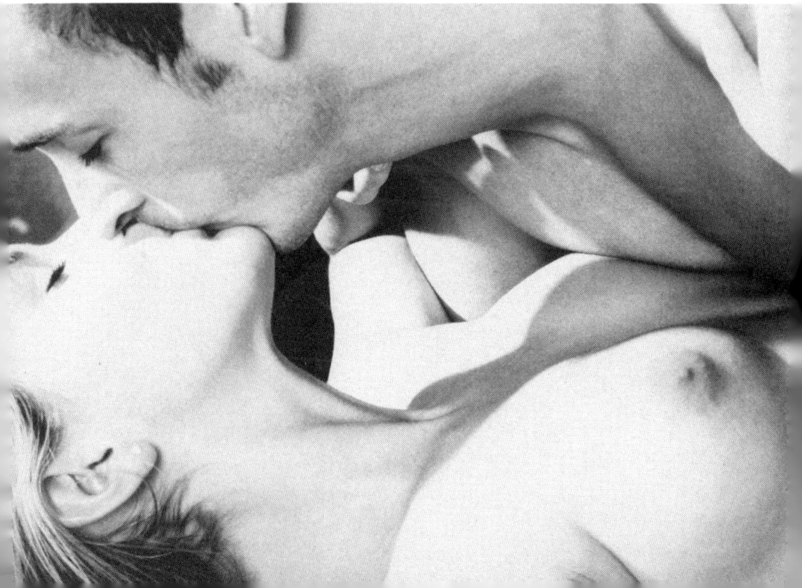

Schreiben Sie die Antworten auf die nachfolgenden Fragen auf kleine Zettel. Legen Sie diese in einen Hut und ziehen Sie einen Zettel. Lesen Sie laut vor, was auf dem Zettel steht, und setzen Sie es in die Tat um.

72 Wie werden Sie am liebsten zum Sex aufgefordert?

73 Welche Stellung gefällt Ihnen beim Sex am besten?

74 Welche unanständigen Wörter hören Sie am liebsten?

75 Welche Sextechnik gefällt Ihnen am meisten?

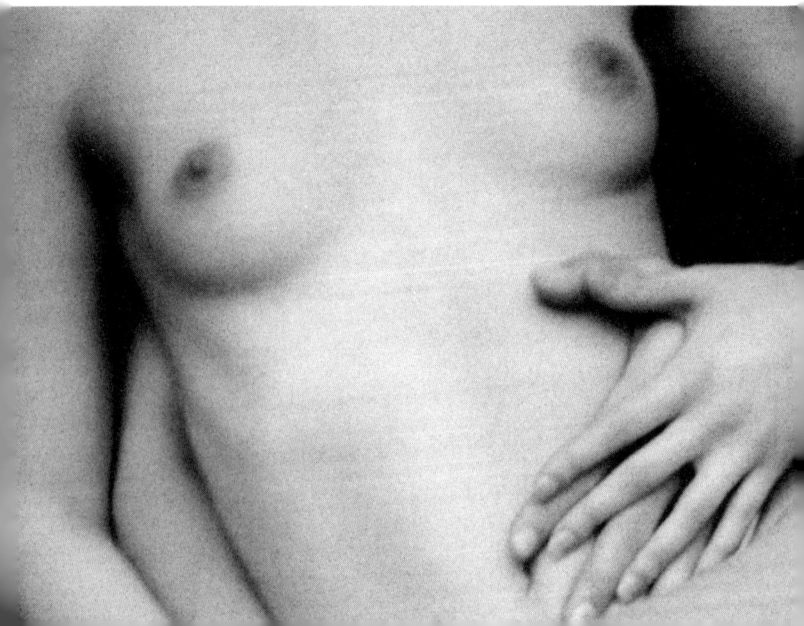

Die Würfel sind gefallen

76 Suchen Sie sich sechs ausgefallene Orte aus, an denen Sie Sex haben können. Geben Sie jedem Ort eine Nummer von 1 bis 6 und würfeln Sie, um einen Platz zu bestimmen, an dem Sie bislang noch keinen Sex hatten – wie zum Beispiel auf der Waschmaschine oder unter dem Bett.

77 Wählen Sie sechs verschiedene Tageszeiten aus, um Sex zu haben. Geben Sie diesen Zeiten Nummern von 1 bis 6 und würfeln Sie den Zeitpunkt, an dem Sie Ihr nächstes Abenteuer haben werden.

78 Striptease-Würfeln: Die Mitspieler werfen abwechselnd zwei Würfel. Jede Zahl symbolisiert ein Kleidungsstück, das der andere ablegen muss (siehe unten). Gewonnen hat, wer seinem Partner zuerst alle Kleidungsstücke ausgezogen hat.

2: Krawatte oder Schal
3: Socken oder Strümpfe
4: Unterhosen
5: Hemd
6: Hose
7: Jackett
8: Kleid oder Rock
9: BH oder Unterhemd
10: Gürtel
11: Uhr oder Armband
12: Halsband oder Kette

79 Erotische Zahlen: Jede Zahl auf einem von zwei Würfeln symbolisiert einen bestimmten Körperteil, während die Zahl auf dem anderen Würfel für eine bestimmte Handlung steht. Würfeln Sie mit beiden Würfeln und tun Sie, was die Würfel Ihnen sagen:

Würfel 1	Würfel 2
1: Lippen	1: Lecken
2: Brüste	2: Saugen
3: Nacken	3: Knabbern
4: Genitalien	4: Streicheln
5: Po	5: Küssen
6: Füße	6: Massieren

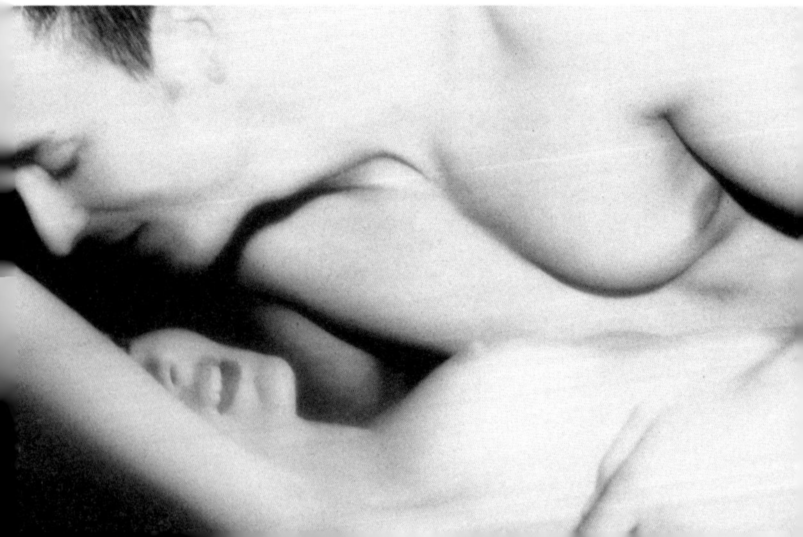

80 Würfeln Sie, die höchste Zahl fängt an. Jede Zahl auf dem Würfel steht für eine der nachfolgenden Situationen. Spinnen Sie die Szene weiter, die Sie gewürfelt haben.

1: Ich konnte nichts anderes tun, als mich zurückfallen zu lassen und die Wärme der Hände zu genießen, die meinen Körper berührten …
2: Ich hatte es noch nie zu dritt gemacht, und daher wollte ich die Gelegenheit nutzen …
3: Als ich draußen auf ein Taxi wartete, sah ich zufällig durch ein Schlafzimmerfenster, wie ein Paar Sex miteinander hatte …
4: Als ich spät in der Nacht mit dem Zug nach Hause fuhr, fiel mir auf, dass es außer mir nur noch einen einzigen Fahrgast gab. Diese gut aussehende Person schaute mir direkt in die Augen …
5: Da lag ich nun, nackt und ausgestreckt auf dem Bett, an Händen und Füßen gefesselt. Die Tür öffnete sich, und mein Partner kam herein. Er trug …
6: Das erste Mal hatte ich Sex, als …

Ziehen Sie eine Karte!

Legen Sie sich einen Zettelkasten an mit einfachen Ideen für das Vorspiel. Er ist eine wunderbare Hilfe, wenn es Ihnen einmal an Einfallsreichtum mangeln sollte. Sie können drei Zettel auf einmal ziehen und die Handlungen nacheinander ausführen oder Ihr eigenes Kartenspiel erfinden. Sie können auch Bildkarten und Karten mit bestimmten Zeitabläufen anfertigen. Hier sind ein paar Vorschläge für Einsteiger:

81 Am Rücken knabbern.

82 An den Brüsten lecken.

83 Die Füße massieren.

84 Dem Partner die Augen verbinden.

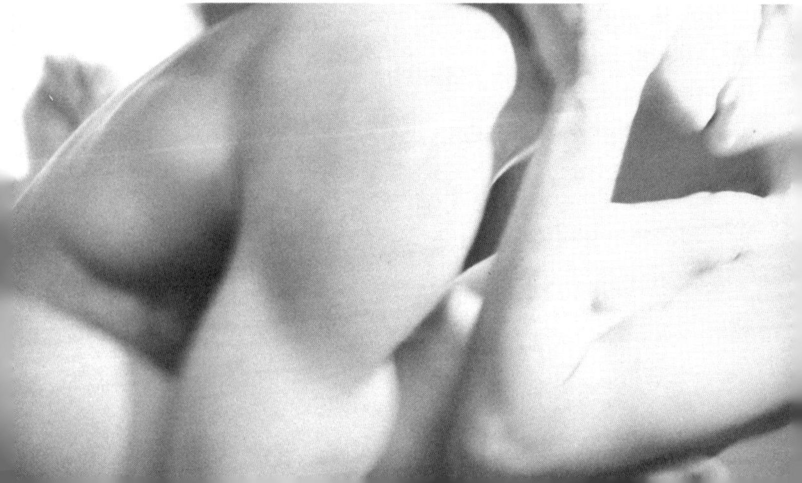

85 Sich selbst die Augen verbinden.

86 Einen Striptease machen.

87 Die Hände des Partners streicheln.

88 Schmutzige Wörter in den Mund nehmen.

89 An den Fingern des Partners saugen.

90 Sich hinstellen.

91 Nackt tanzen.

92 Die Genitalien des Partners beschreiben.

93 Das Gesicht des Partners massieren.

94 Den Partner ausziehen.

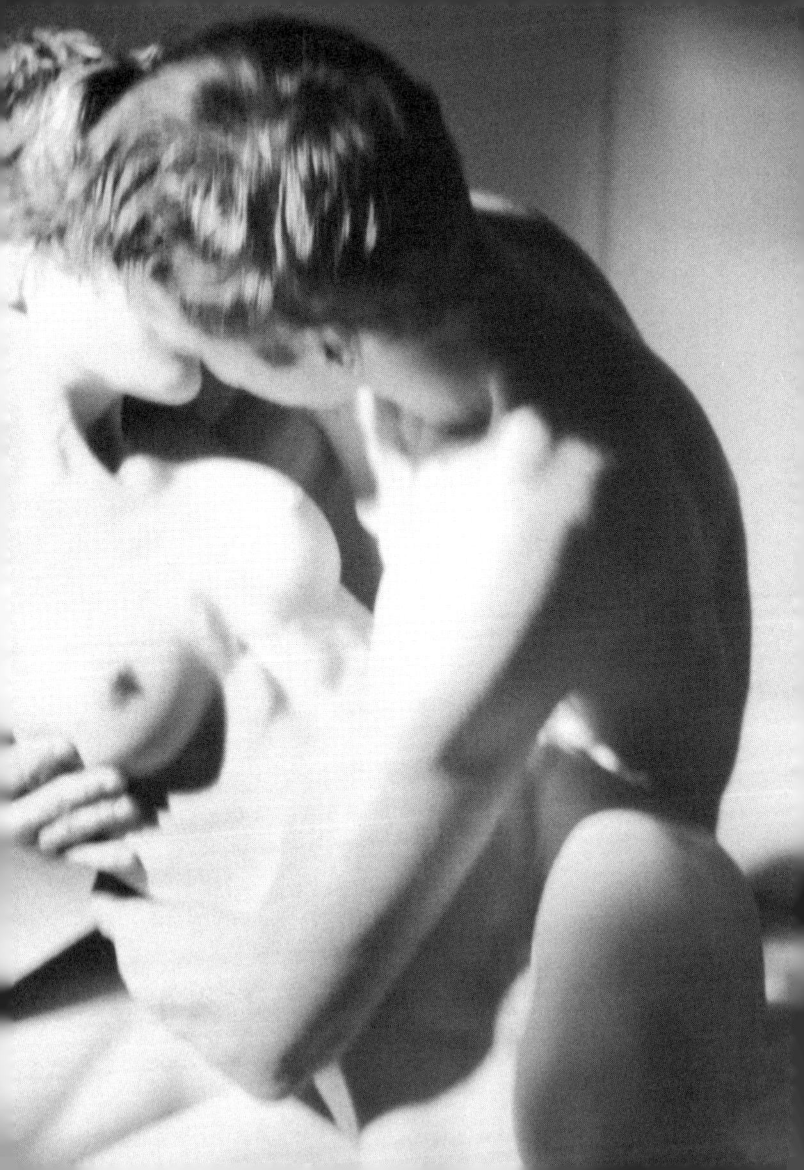

Spinnen Sie die Geschichte weiter …

95 *Sie betreten das Kasino in der erotischsten und elegantesten Kleidung, die Sie sich vorstellen können, und alle Anwesenden drehen sich nach Ihnen um. Am Ende des Raums wartet eine Gestalt auf Sie, die direkt einem James-Bond-Film entstiegen zu sein scheint. Während Sie beide am Roulettetisch ein Spiel nach dem anderen gewinnen, steigt die sexuelle Spannung. Schließlich verlassen Sie die hellen Lichter und die Hitze des Raums und treten hinaus auf den Balkon. Die Abendluft ist erfrischend kühl, und über Ihnen leuchtet der Sternenhimmel …*

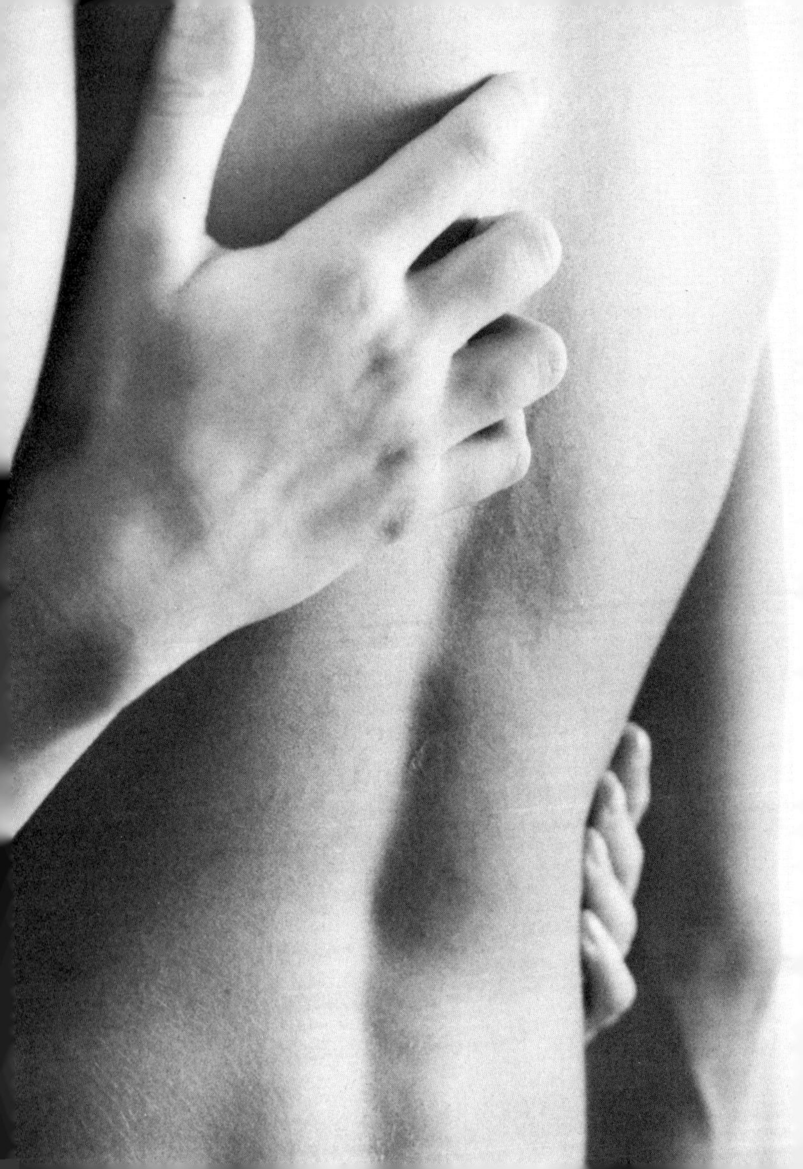

Vier

Die Kunst der Verführung

Körperbemalung

Körperbemalung ist immer noch so sinnlich anziehend wie schon seit Jahrtausenden. Im antiken Griechenland bemalten Frauen ihre Brüste, um neugierige Männer anzulocken, und an den Höfen der europäischen Renaissance benutzten weltläufige Damen tiefrotes Rouge, um ihre sexuelle Attraktivität zu unterstreichen.

96 Bemalen Sie die Brust Ihres Partners mit Wasserfarben. Vielleicht machen Sie ein Foto von Ihrem Kunstwerk. Wenn Sie fertig sind, können Sie die Farbe mit warmem Wasser und einem weichen Waschlappen abwaschen.

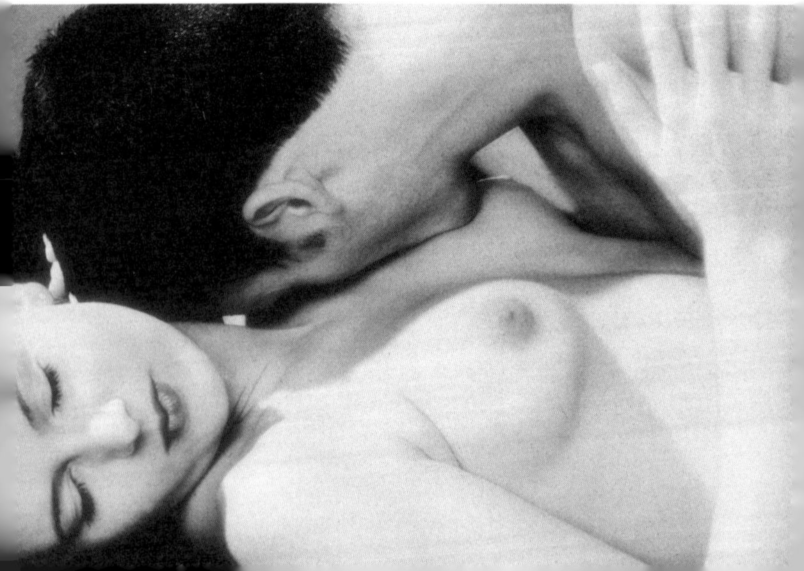

97 Denken Sie darüber nach, was Sie auf den Körper Ihres Partners malen könnten. Vielleicht möchten Sie nur einen Teil seines Körpers bemalen, wie zum Beispiel den Po, die Vorderseite oder die Rückseite. Wenn Sie wissen, wie Ihr Meisterstück aussehen soll, sollten Sie sich beide ausziehen und damit anfangen, sich gegenseitig zu bemalen. Lassen Sie sich Zeit und gehen Sie behutsam mit Ihrer menschlichen Leinwand um. Wenn Sie fertig sind und Ihnen Ihr Kunstwerk gefällt, können Sie ein Foto machen. Vergessen Sie nicht, Ihre Arbeit zu signieren.

Kunstunterricht

98 Legen Sie große weiße Papierbogen auf den Fußboden. Verteilen Sie verschiedene Acrylfarben auf Ihren nackten Körpern und rollen Sie sich dann zusammen über das Papier. Rahmen Sie das beste Bild ein und hängen Sie es auf.

99 Nehmen Sie Gipsabdrücke von einzelnen Körperteilen Ihres Partners. Versuchen Sie, zum Schluss daraus ein lebensgroßes Modell zusammenzubauen.

100 Besorgen Sie sich eine Leinwand, mehrere weiche Pinsel und verschiedene Körperfarben. Malen Sie den Körper Ihres Partners oder nur einzelne Teile, die Sie besonders faszinieren, wie zum Beispiel eine Hand, einen Fuß oder eine Wange. Rahmen Sie das fertige Bild ein und hängen Sie es in Ihr Schlafzimmer.

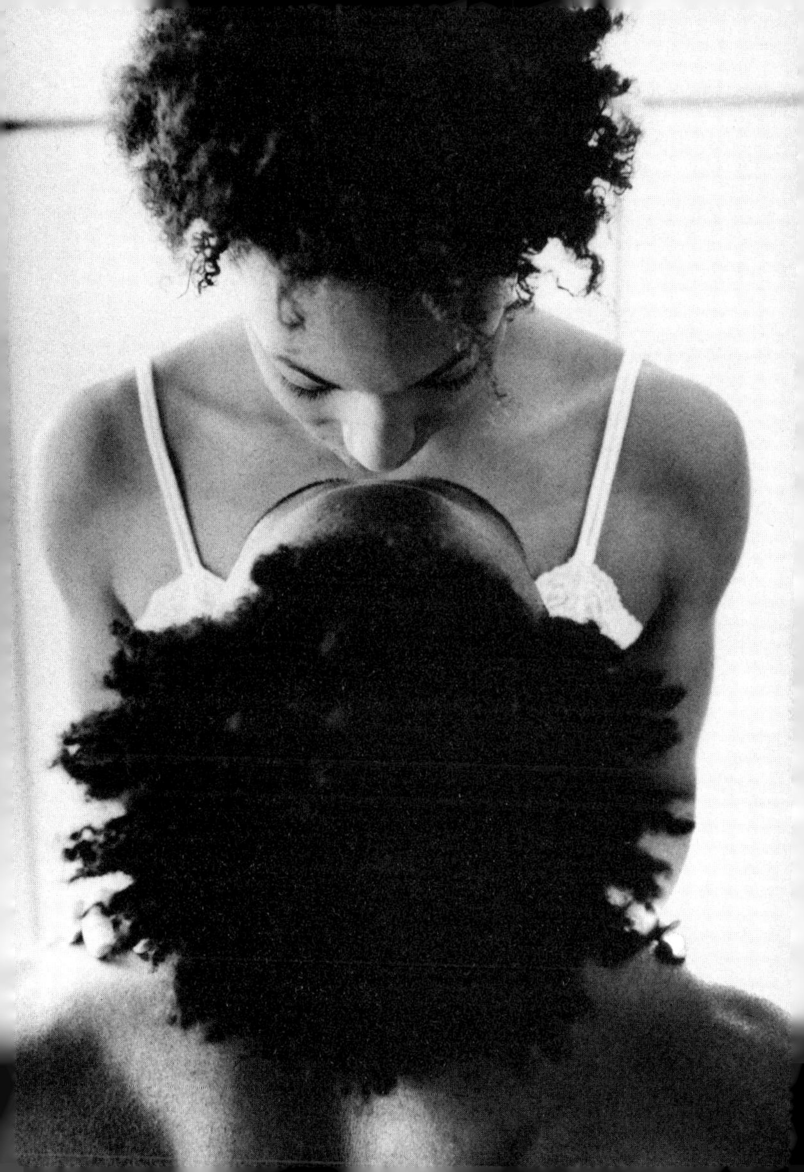

Heiße Rhythmen

Heiße Rhythmen, so wie Ragtime, Blues, Boogie-Woogie und Jazz, stammen aus den berüchtigten Clubs im Rotlichtbezirk von New Orleans. Das Wort »Jazz« soll eine Abwandlung des afroamerikanischen Wortes »Jizz« sein, womit Körperübungen in horizontaler Position gemeint sind. Der Pianist und Komponist Clarence Williams behauptete, den Namen Jazz als Erster zur Beschreibung seiner Musik benutzt zu haben, als eine Frau über seine Musik mit erotischer Anspielung sagte: »Oh, jazz me, baby.«

101 Legen Sie erotische Jazzmusik auf und tanzen Sie mit Ihrem Partner. Machen Sie sich keine Gedanken, wie Sie dabei aussehen.

102 Die Bezeichnung »Swing« stammt von den Frauen, die ihren Busen beim Tanzen hin- und herschwingen ließen, und von den Männern, die dazu mit ihren Geldscheinen wedelten. Gehen Sie mit Ihrem Partner aus und probieren Sie ein wenig Dirty Dancing.

103 Stellen Sie sich Ihre eigene erotische Musik zusammen. Sammeln Sie die Musikstücke, die Sie mit bestimmten Stimmungen verbinden, zum Beispiel Hardrock für wildes Herumtoben oder klassische Musik für einen gepflegten Abend.

104 Um dieses Spiel zu spielen, können Sie wahllos Songs aus dem Radio, aber auch aus Ihrer eigenen CD-Sammlung benutzen. Welche Musikstücke verbinden Sie mit:

- dem Vorspiel (der Vorspeise)?
- dem Sex (dem Hauptgang)?
- dem Nachspiel (dem Dessert)?

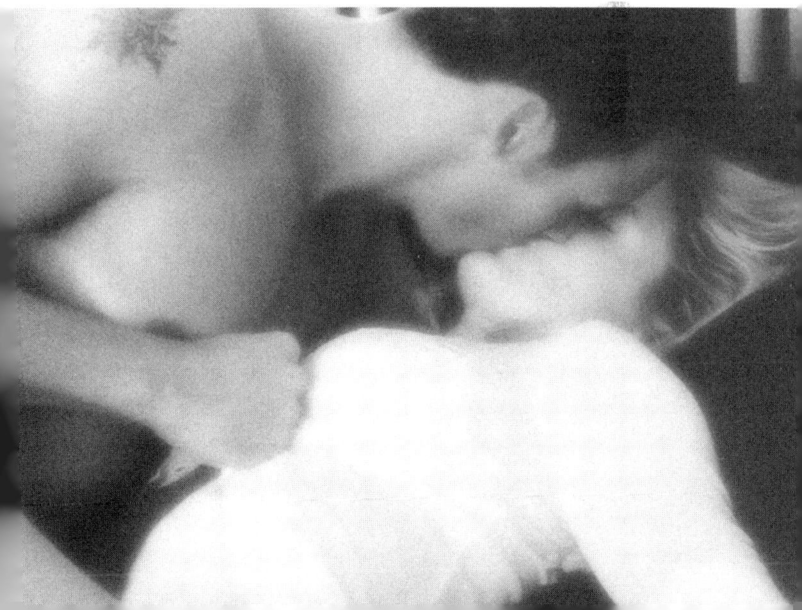

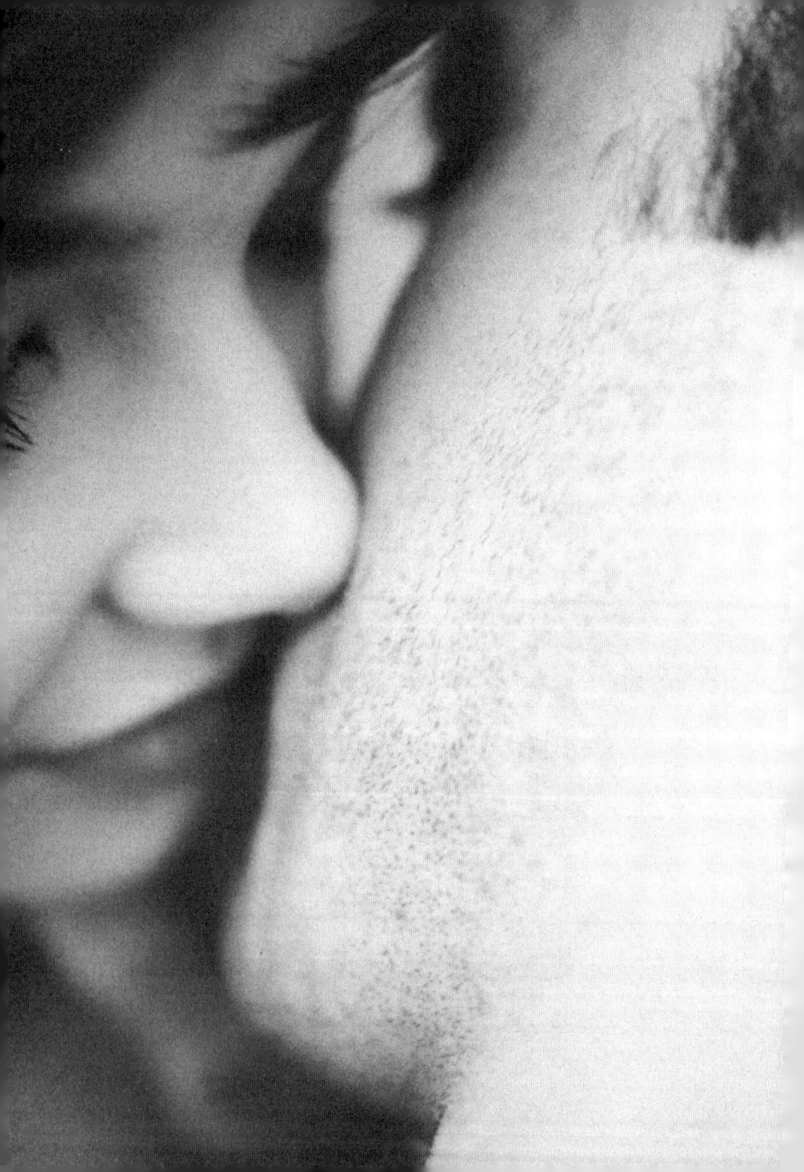

Erotische Fotografie

105 Legen Sie ein nicht jugendfreies Fotoalbum der intimen Momente an, die Sie miteinander teilen. Stellen Sie, wenn nötig, bestimmte Szenen nach, um die Bilder zu bekommen, die Sie haben möchten.

106 Fotografieren Sie Ihren Partner beim Ausziehen und machen Sie daraus eine Bildmontage.

107 Schneiden Sie Bilder aus Magazinen aus und machen Sie daraus eine Collage Ihres Partners. Entwerfen Sie ein »Wappen«, das Ihre Beziehung zueinander am besten widerspiegelt.

Puzzlestücke

108 Kaufen Sie ein erotisches Puzzlespiel und legen Sie es mit Ihrem Partner zusammen.

109 Machen Sie ein Aktfoto von Ihrem Partner und ein Bild von sich selbst. Zerschneiden Sie die Bilder in einzelne Puzzlestücke, die nicht so leicht zu erkennen sind. Vermischen Sie die Puzzlestücke beider Fotos, sodass es noch schwieriger wird, die einzelnen Bilder wieder zusammenzulegen. Derjenige gewinnt, der beide Puzzles in der kürzesten Zeit zusammenlegen kann.

110 Schreiben Sie eine nicht jugendfreie Liebesbotschaft und zerschneiden Sie die Worte in einzelne Puzzlestücke. Stecken Sie dann diese Stücke in einen Briefumschlag und schicken Sie sie Ihrem Partner.

Ihr Sex-Fotoalbum

Anstatt nur Fotoalben mit Bildern von Urlauben und Geburtstagsfeiern zu haben, können Sie ein spezielles Album anlegen, in dem Ihre besten Sexmomente verewigt sind. Aktualisieren Sie die Sammlung regelmäßig. Auf diese Weise können Sie wunderbar die intimen Momente lebendig halten, die Sie miteinander geteilt haben. Mögliche Kapitel Ihres Albums könnten sein:

111 **Orte**

Bester Sex im Bett …
Bester Sex im Auto …
Bester Sex im Freien …
Ungewöhnlichster Ort …

112 **Gesundheit und Fitness**

Sex mit dem größten Kraftaufwand …
Wildester Sex …
Sex, der sehr romantisch war …
Interessanteste Stellung …

113 **Zeiten**

Das erste Mal …
Das denkwürdigste Ereignis …
Der lustigste Sexmoment …
Der Jahrestag …

114 **Techniken**
Die bizarrste …
Die beste …
Die gefühlvollste …
Die höchste Energie …

115 **Spielzeuge**
Bestes Video …
Erotischster Lesestoff …
Bestes Gleitmittel …
Bestes Sexspielzeug …

116 **Wunschliste**
Für das Schlafzimmer …
Spielzeuge …
Geschenke …
Zum Verwöhnen …

117 **Stellungen**
Die beste dominante …
Die beste unterwürfige …
Der intensivste Orgasmus …
Die meiste Entspannung …

118 **Persönliche Höhepunkte**
Schreiben Sie das auf, was Sie für sich festhalten wollen.

Spinnen Sie die Geschichte weiter …

119 *Sie leben in Paris, aber die Zeiten sind hart. Sie sehen sich gezwungen, Ihr Geld als Aktmodell an einer Kunstschule zu verdienen. Es ist eine anstrengende Arbeit. Das Schwierigste ist, mit den schönen Körpern der anderen Modelle in Kontakt zu kommen und sich dabei die sexuelle Erregung nicht anmerken zu lassen. Eines Tages, als die Stunde zu Ende ist und die Schüler ihre Sachen einpacken, fühlen Sie eine Hand auf Ihrem Arm …*

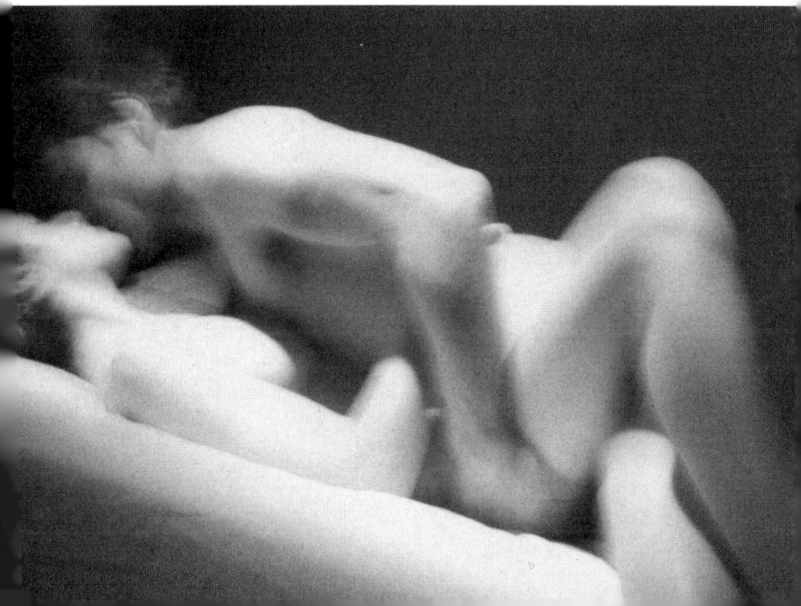

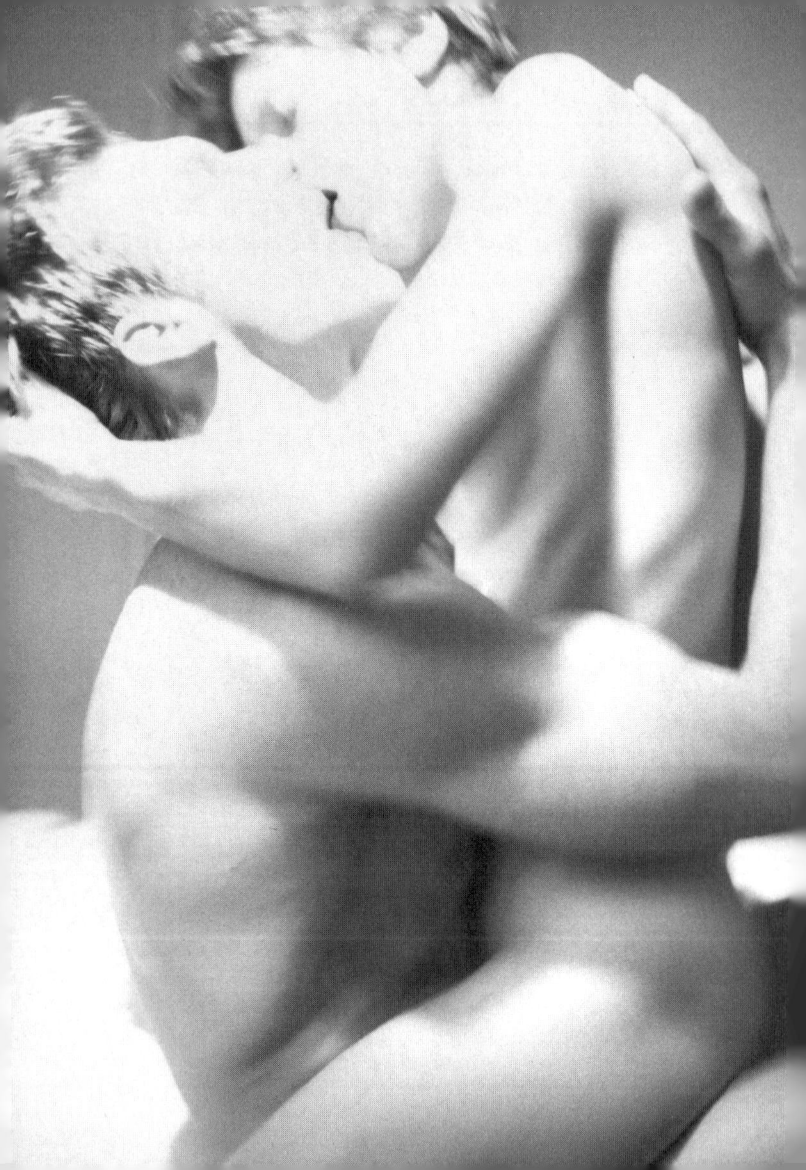

Fünf

Licht, Kamera, Action!

Zeigen Sie sich

120 Spielen Sie eine erotische Szene aus einem Film nach, die Ihnen gefällt. Wenn es Sie erregt, wird es auch Ihren Partner anmachen.

121 Drehen Sie zusammen Ihren eigenen Pornofilm.

122 Kreieren Sie einen 30 Sekunden langen Fernsehwerbespot, um Ihre gemeinsamen Sexspiele zu verkaufen.

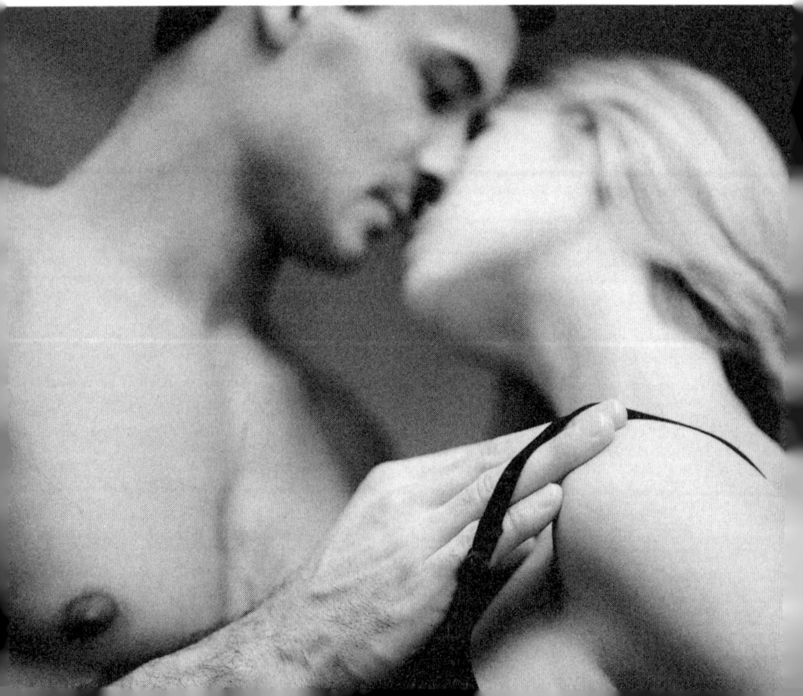

123 Verkleiden Sie sich füreinander. Probieren Sie verschiedene Rollen, wie zum Beispiel Krankenschwester, Soldat, Prostituierte, Gigolo, Pirat, Schauspieler usw.

124 Überreichen Sie Ihrem Partner sexuelle Auszeichnungen nach dem Vorbild der Oscar-Verleihung.

125 Zeichnen Sie auf Video auf, wie Sie miteinander reden, sich küssen, tanzen, Geschirr abwaschen, Karten spielen, kuscheln, fernsehen. Schauen Sie sich die Aufnahmen zusammen an und beobachten Sie Ihre Körpersprache und wie Sie sich gegenseitig berühren. Sprechen Sie darüber, was Ihnen gefällt (oder was Sie nicht so mögen).

Aufregende Ansichten

126 Setzen Sie sich nackt vor einen Spiegel und malen Sie ein Bild von Ihren Geschlechtsteilen. Kennzeichnen Sie die Stellen, die besonders empfindsam sind. Schenken Sie das Bild Ihrem Partner als Ihre persönliche »Bedienungsanleitung«.

127 Bringen Sie einen Spiegel so in Position, dass Ihr Partner dabei zuschauen kann, wie Sie seine Genitalien streicheln und küssen.

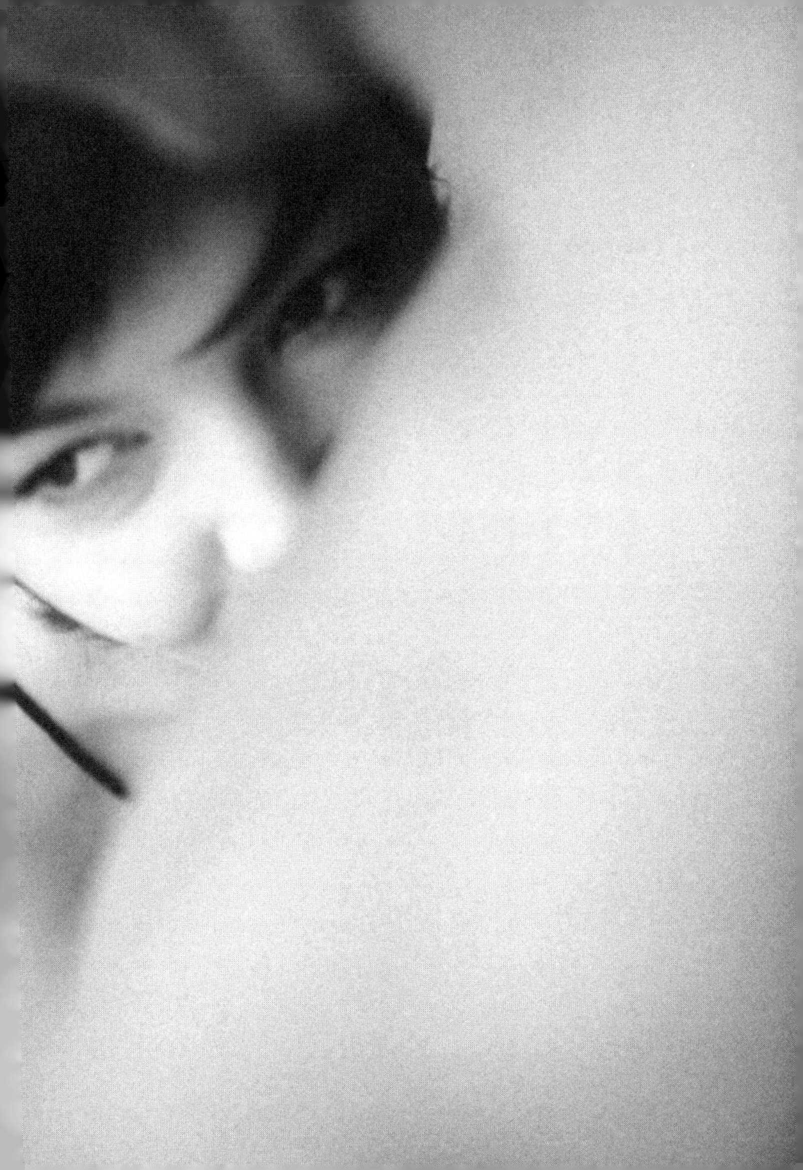

Für Unterhaltung ist gesorgt

128 Verbringen Sie eine »Gruselnacht« miteinander, in der Sie sich Horrorfilme anschauen. Kuscheln Sie sich eng aneinander, wenn es so richtig gruselig ist.

129 Schauen Sie sich zusammen ein Aufklärungsvideo an. Fügen Sie Details Ihrer persönlichen ersten sexuellen Erfahrungen in das Drehbuch ein.

130 Schreiben Sie die Titel von sechs erotischen Videos auf kleine Zettel. Schließen Sie die Augen und wählen Sie ein Video aus, das Sie sich heute Abend zusammen anschauen.

Rollenspiele

Mit Rollenspielen können Sie sexuelle Grenzen überwinden und Ihren Erfahrungsschatz erweitern.

131 Sextherapeut und Patient: Würfeln Sie, wer von Ihnen welche Rolle übernimmt. Der Therapeut zieht sich irgendwohin zurück, wo er ungestört ist, um den Anruf des Patienten beantworten zu können. Der Patient ruft an und bittet um Rat, wie er seinem Partner am besten Lust bereiten kann. Der Therapeut beschreibt daraufhin in allen Einzelheiten, wie der Patient seinen Partner befriedigen kann.

132 Herr und Sklave: Würfeln Sie, wer von Ihnen welche Rolle übernimmt. Sobald die Rollen vergeben sind, muss der Sklave alles tun, was sein Herr von ihm verlangt.

133 Priester und Beichtender: Würfeln Sie, wer von Ihnen welche Rolle übernimmt. Hängen Sie dann ein Laken oder eine Decke zwischen zwei Stühle. Der Beichtende sagt: »Vergib mir, denn ich habe gesündigt.« Der Priester stellt dem Beichtenden daraufhin Fragen, um der Sache auf den Grund zu gehen. Nachdem der Beichtende seine Sünden bekannt hat, sagt der Priester: »Um deine Sünden zu büßen, sollst du beim Vorspiel folgende Dinge tun …«

In diesem Rollenspiel geht es darum, die Identität einer realen oder imaginären Person (Schauspieler, Politiker, historische Figur usw.) anzunehmen. Verraten Sie nicht, wer Sie sind, denn Ihr Partner soll selbst darauf kommen. Entscheiden Sie sich beide für eine bestimmte Identität und spielen Sie diese Person. Sie haben nun fünf Minuten Zeit, um Ihren Partner zu verführen. Das Spiel ist zu Ende, wenn beide die richtige Identität des Partners geraten haben oder die Zeit um ist. Sollte Letzteres der Fall sein, beginnen Sie von vorn mit einer anderen Rolle.

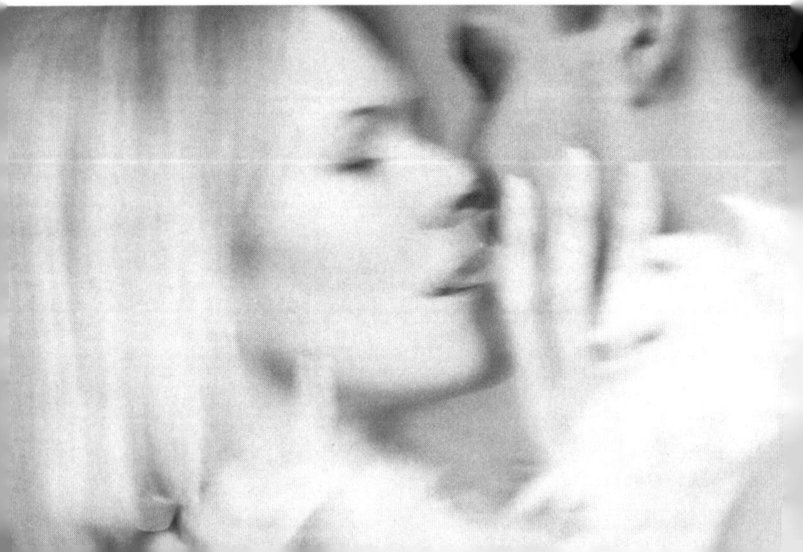

Spinnen Sie die Geschichte weiter …

135 *Sie haben schon immer davon geträumt, ein berühmter Schauspieler zu sein, und eilen mit großen inneren Erwartungen zum Vorsprechen. Endlich sind Sie an der richtigen Adresse und wundern sich, warum Sie nur über drei lange Treppenaufgänge zum Studio gelangen. Ein hochgewachsener, gutaussehender farbiger Mann öffnet Ihnen die Tür und stellt sich Ihnen als Regisseur vor. Im Raum befindet sich nur eine Videokamera, ein Eimer mit gekühltem Champagner und ein Bett, auf dem zwei schöne Frauen liegen, eine Blondine und eine Frau asiatischer Herkunft …*

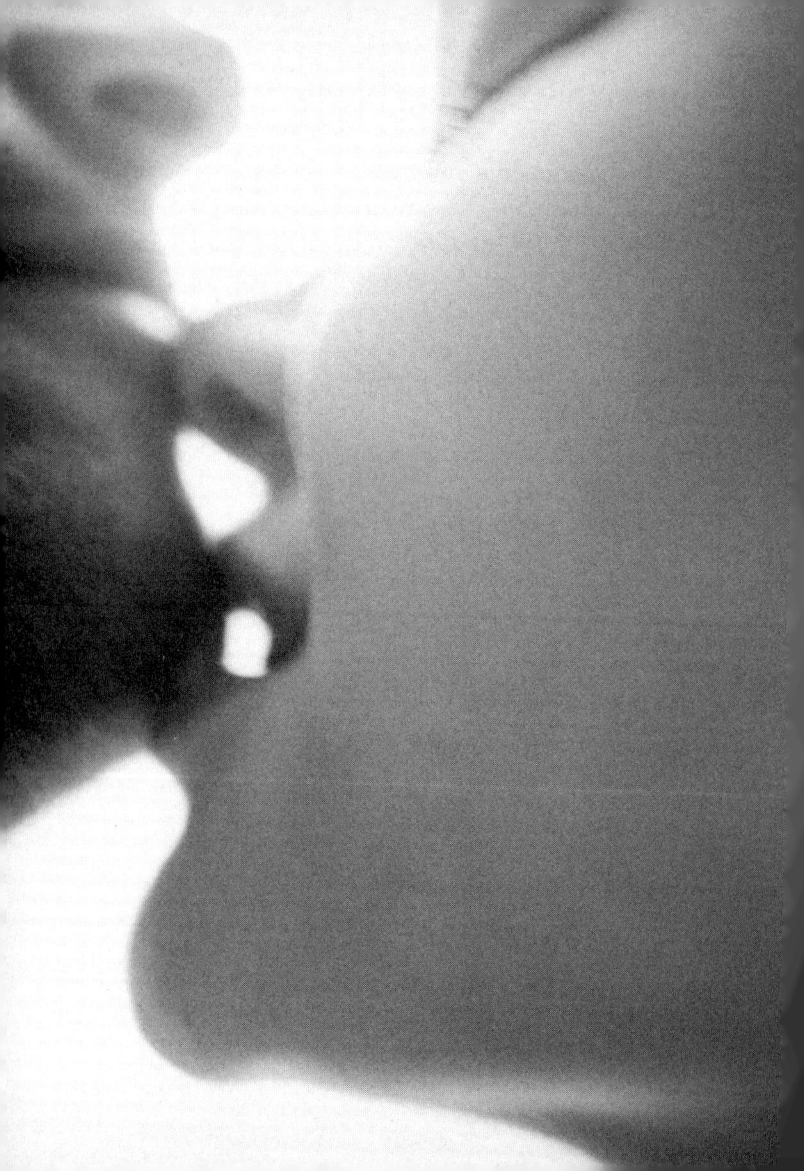

Sechs

Wortspiele

Die Sprache der Lust

136 Spielen Sie das Assoziationsspiel miteinander und benutzen Sie die Wörter »Liebe«, »Vorspiel«, »Sex«, »Musik« und »Politik«.

137 Erfinden Sie ein Kreuzworträtsel mit Wörtern, die Ihre Gefühle für Ihren Partner ausdrücken. Seien Sie dabei so eindeutig, wie Sie wollen. Bitten Sie Ihren Partner dann anschließend, das Rätsel zu lösen.

138 Spielen Sie ein erotisches Scrabble. Jeder Buchstabe bekommt einen Punkt, sodass das Wort »Vorspiel« auf acht Punkte kommt und »Vagina« auf sechs. Derjenige von Ihnen, der das Wort »Cunnilingus« legen kann, wird höchstwahrscheinlich gewinnen!

139 Nehmen Sie ein Blatt Papier und schreiben Sie an den linken Rand die Buchstaben in alphabetischer Reihenfolge von oben nach unten. Schreiben Sie zu jedem Buchstaben etwas, was Sie bei Ihrem Partner anmacht. Zum Beispiel: A = Sein sinnliches **A**roma erregt mich. B = Ich liebe ihre wunderbaren **B**rüste.

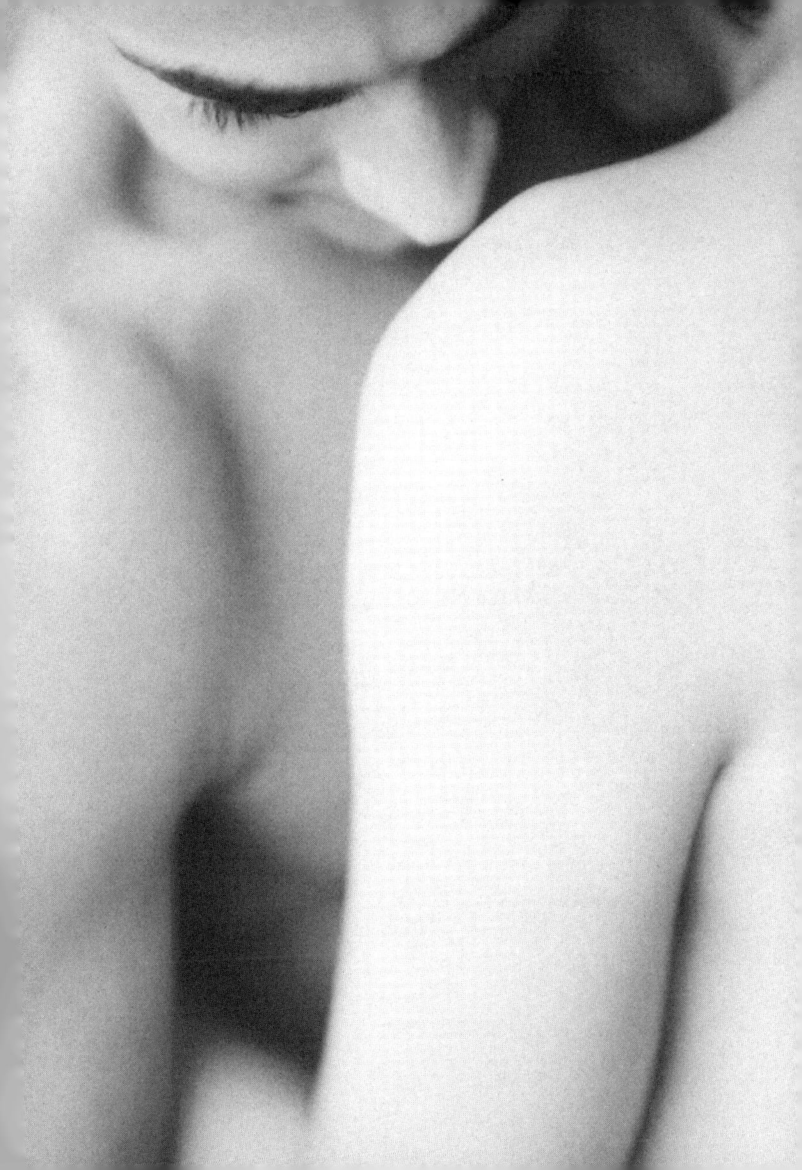

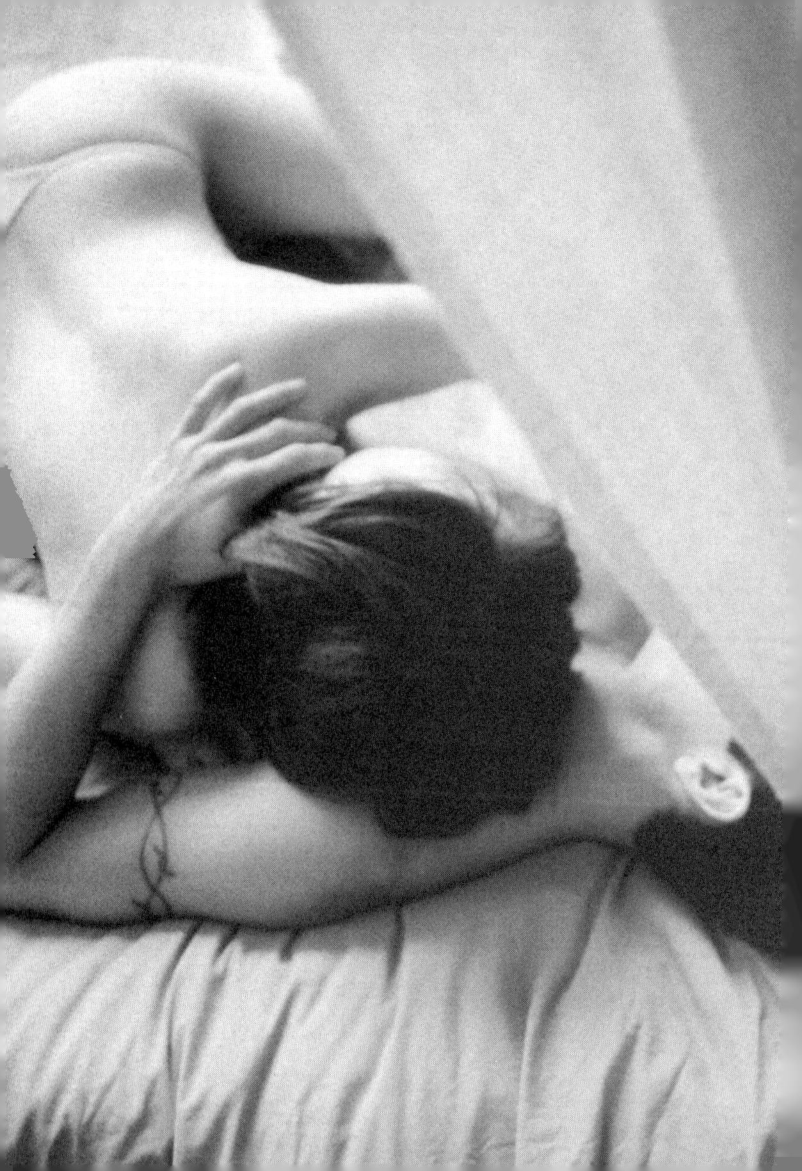

Erotische Literatur

140 Lernen Sie ein Sonett von Shakespeare auswendig und rezitieren Sie es, während Sie Sex mit Ihrem Partner haben.

141 Spielen Sie die Balkonszene aus »Romeo und Julia«.

142 Lesen Sie Ihrem Partner eine erotische Gutenacht-Geschichte vor.

143 Lesen Sie an regnerischen Tagen die alten Liebesgedichte, die Ihnen Ihr Partner zum Geburtstag geschickt hat.

144 Kaufen Sie zwei Sexbücher oder -magazine und unterstreichen Sie die Dinge, die Ihnen gefallen. Tauschen Sie dann die Bücher und Magazine aus und versuchen Sie nachzuvollziehen, warum Ihr Partner bestimmte Sachen unterstrichen hat. Reden Sie über das, was Sie sich wünschen.

Geschichten erzählen

145 Erinnern Sie sich an das erste Mal, als Sie Sex hatten, und erzählen Sie die ganze Geschichte Ihrem Partner. Beschreiben Sie dabei Ihre Gefühle.

146 Erfinden Sie zusammen mit Ihrem Partner eine erotische Abenteuergeschichte. Sie fangen mit dem ersten Satz an, und Ihr Partner sagt den zweiten. Machen Sie so lange weiter, bis Ihre Geschichte ein glückliches Ende gefunden hat. Setzen Sie dann die Geschichte in Szene, damit Ihre gemeinsame Fantasie Wirklichkeit wird.

147 Erzählen Sie Ihrem Partner Ihre erotischen Fantasien. Bitten Sie ihn dann, Ihnen diese Fantasien nachzuerzählen, und zwar so detailliert wie möglich.

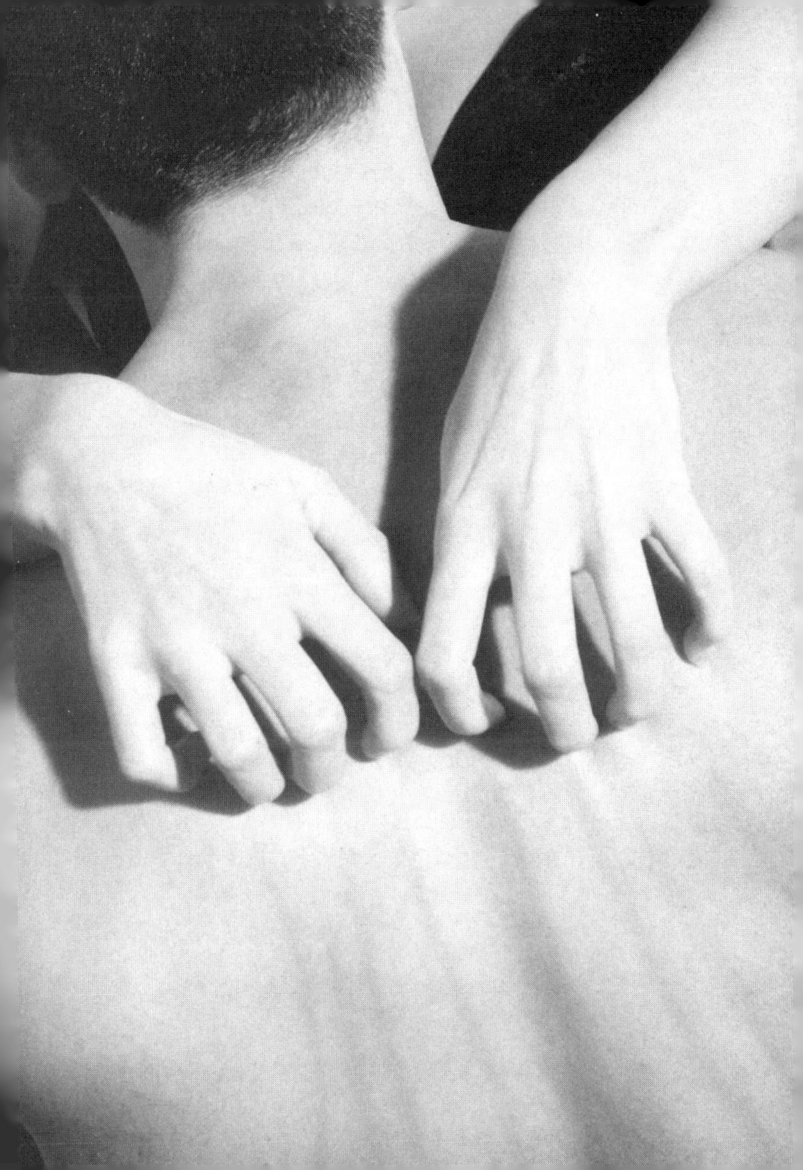

Sinnliches Schreiben

148 Schreiben Sie über den wunderbarsten Orgasmus, den Sie jemals hatten. Vergessen Sie dabei nicht die Tageszeit, den Ort und die Person, mit der Sie den Orgasmus erlebt haben. Warum war er so besonders? Könnten Sie die gleiche Situation wiederholen? Wenn es ein Erlebnis war, das Sie mit Ihrem gegenwärtigen Partner geteilt haben, sollten Sie ihm eine Kopie mit einer kleinen Danksagung schicken.

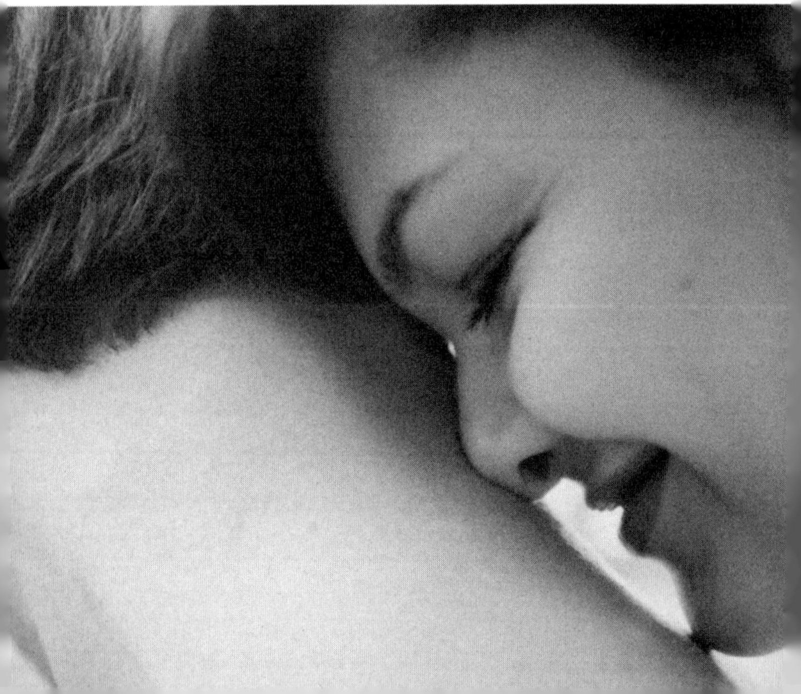

149 Führen Sie ein Sex-Tagebuch und lesen Sie jeden Abend mit Ihrem Partner darin.

150 Schreiben Sie Ihre abenteuerlichsten sexuellen Eskapaden auf und schicken Sie die Geschichte an ein Magazin – vielleicht wird sie ja veröffentlicht!

151 Roman-Sex: Sie brauchen dazu ein Blatt Papier und einen Stift. Lesen Sie weiter unten die erste Frage und schreiben Sie Ihre Antwort auf. Falten Sie dann das Blatt nach unten, sodass Ihre Worte verdeckt sind, und reichen Sie es Ihrem Partner, damit er seine Antwort darunterschreiben kann. Falten Sie das Blatt erneut und machen Sie auf diese Weise so lange weiter, bis alle Fragen beantwortet sind. Falten Sie zum Schluss das Blatt wieder auf und lesen Sie alles vor, was dort steht. Stellen Sie sich nun selbst weitere Fragen, um die Geschichte fortzuführen.

1. Benutzen Sie ein oder zwei Adjektive, um Ihren Partner zu beschreiben.
2. Schreiben Sie den Namen einer Frau auf, die Ihnen gefällt.
3. Schreiben Sie das Wort »traf« und ein Adjektiv, um Ihr erstes sexuelles Erlebnis zu beschreiben.

4. Schreiben Sie den Namen eines Mannes auf, mit dem Sie sich identifizieren können.
5. Schreiben Sie das Wort »im« und den Namen eines Ortes, an dem Sie sich wohl fühlen.
6. Zu welcher Tageszeit haben Sie am liebsten Sex?
7. Sie sind dabei lieber vollständig angezogen, halbnackt oder völlig unbekleidet?
8. Welche Art von Berührungen mögen Sie am liebsten (streicheln, lecken, kuscheln usw.)
9. Mit welchen Kosenamen sprechen Sie Ihren Partner an, wenn Sie Sex möchten?
10. Welcher Körperteil Ihres Partners macht Sie richtig heiß?

Sie haben Post!

Benutzen Sie die folgenden Ratschläge, um eine geheime Affäre mit Ihrem Partner anzufangen. Sprechen Sie nicht über Ihre Briefe, sondern beantworten Sie sie schriftlich. Schreiben Sie nur positive Dinge.

152 Kaufen Sie sich persönliches Briefpapier und besprühen Sie es mit einem speziellen, unverwechselbaren Duft.

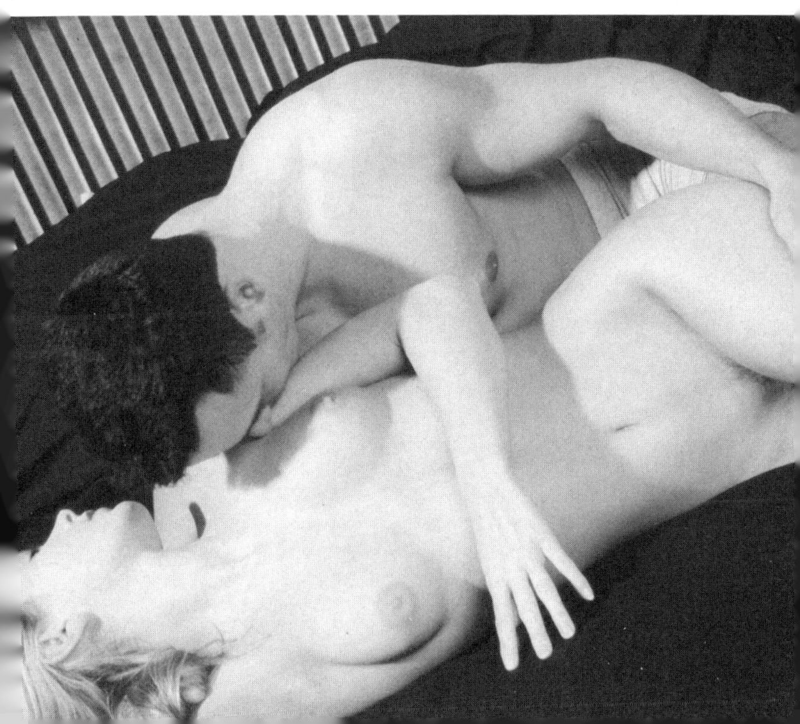

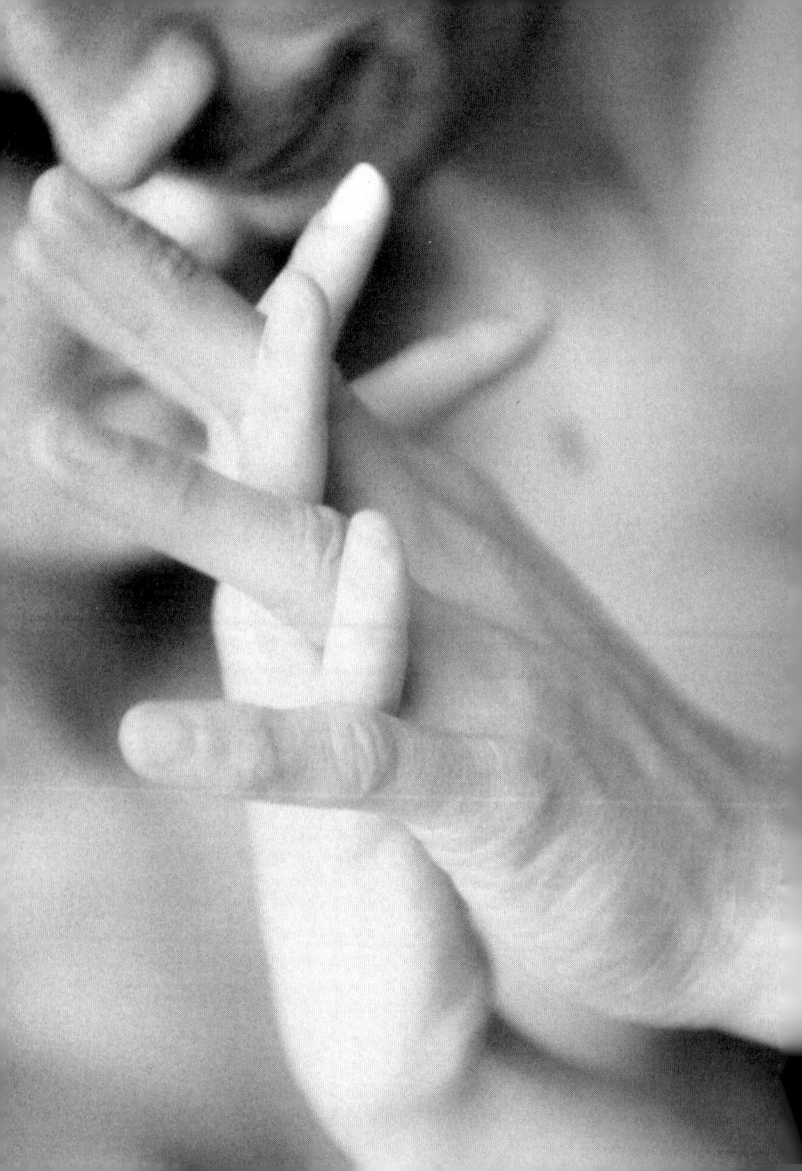

153 Verfassen Sie einen einseitigen Brief und schicken Sie ihn an Ihren Partner. Schreiben Sie den Brief mit der Hand, denn das ist persönlicher als mit der Schreibmaschine oder mit dem Computer. Schreiben Sie ihn so sauber wie möglich und lesen Sie ihn Korrektur, bevor Sie ihn abschicken.

154 Schicken Sie den Brief mit der Post; geben Sie ihn nicht persönlich ab.

155 Machen Sie es sich zur Regel, dass Sie innerhalb von wenigen Tagen nach Erhalt des Briefes antworten.

156 Benutzen Sie Ihren Brief, um Ihrer Fantasie freien Lauf zu lassen. Wenn Sie schüchtern sind, können Sie sich als Draufgänger darstellen, und wenn Sie sich normalerweise sachlich anziehen, können Sie schreiben, dass Sie sich sexy kleiden, usw.

157 Wenn Sie sich gegenseitig ein paar Monate lang geschrieben haben, verspüren Sie vielleicht die Lust, sich zu »treffen«. Gestalten Sie Ihr Treffen so, als ob sich Brieffreunde zum ersten Mal sehen. Sie können sich aber auch jahrelang Briefe schreiben, ohne sich zu treffen.

Sex nach Plan

158 Nehmen Sie sich mit Ihrem Partner Zeit, um einen erotischen Zehn-Punkte-Plan zu entwerfen. Gehen Sie dabei genauso ernsthaft zur Sache, als würden Sie einen Business- oder einen Investmentplan aufstellen.

159 Entwerfen Sie einen Sexplan für zwei Tage, den Sie am Wochenende in die Tat umsetzen.

160 Verhandeln Sie zum Spaß einen sexuellen Vertrag, der Sie beide zufrieden stellt.

161 Erstellen Sie eine Liste mit zehn erotischen Geboten, nach denen Sie sich beide richten. Aktualisieren Sie die Liste regelmäßig.

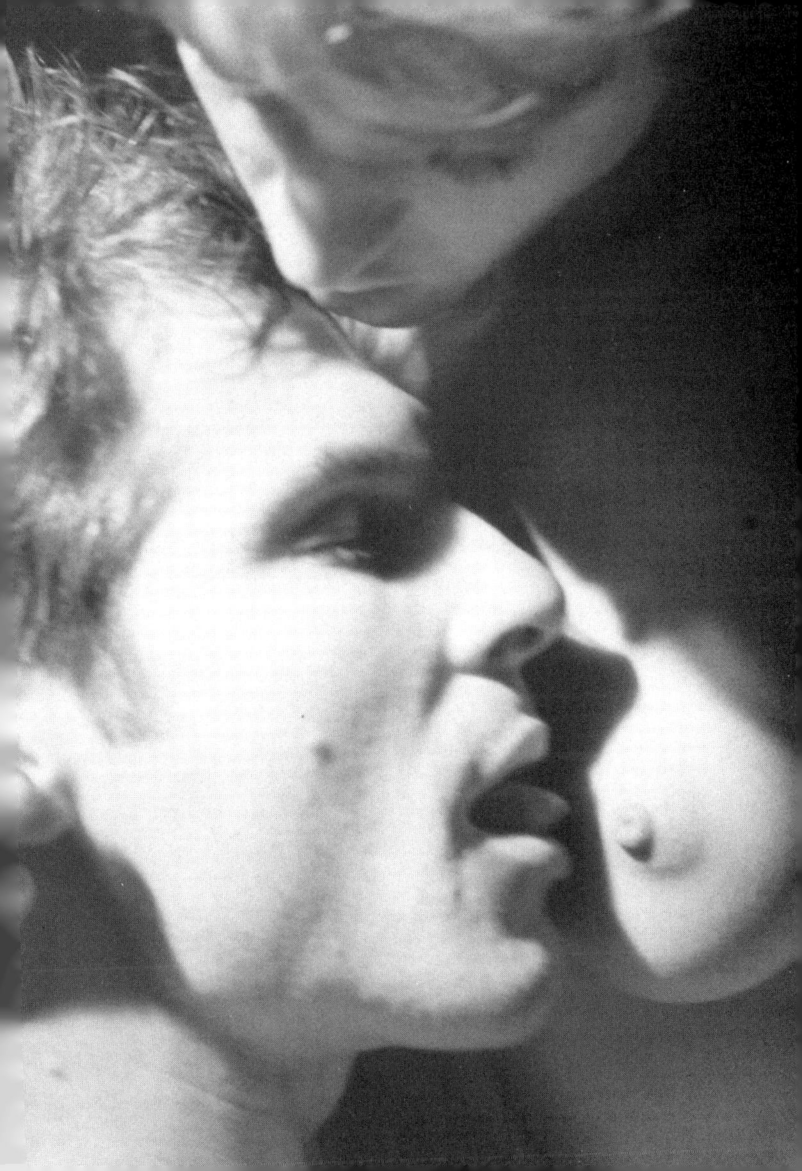

Ihr Sexkalender

162 Schießen Sie von sich und Ihrem Partner erotische Fotos und basteln Sie sich damit einen Sexkalender. Streichen Sie die Tage an, an denen Sie beide bestimmte erotische Dinge tun.

163 Streichen Sie die Tage im Kalender an, an denen Sie Sex haben »müssen«. Keine Ausreden.

164 Streichen Sie die Tage an, an denen Sie Sex in verschiedenen Zimmern haben. Bestimmen Sie das Zimmer, die Zeit, den Platz und die Stellung.

165 Streichen Sie die Tage an, an denen Sie Ihrem Partner einen Orgasmus schenken, ohne Geschlechtsverkehr mit ihm zu haben.

166 Streichen Sie die Tage an, an denen Sie Sex in verschiedenen Stellungen haben.

167 Streichen Sie die Tage an, an denen Sie es beim Vorspiel belassen.

168 Streichen Sie die Tage an, die besonders romantisch werden sollen.

Spinnen Sie die Geschichte weiter …

169 *Als Professor im kreativen Schreiben pflegen Sie eine freundschaftliche und intellektuell anregende Beziehung mit Ihren Studenten. In Ihrem gegenwärtigen Kurs befinden sich zwei oder drei besonders talentierte und attraktive Personen, und Sie haben mit ihnen bei bestimmten Projekten bereits eng zusammengearbeitet. Eines Abends arbeiten Sie noch spät in Ihrem Büro, als ein Student mit einem Fresskorb und einer Decke in der Tür steht. »Wir wollten Sie nur wissen lassen, wie sehr wir Sie schätzen,« sagt die hoch gewachsene Person. Sie geht dabei um Ihren Schreibtisch herum und nähert sich Ihrem Stuhl …*

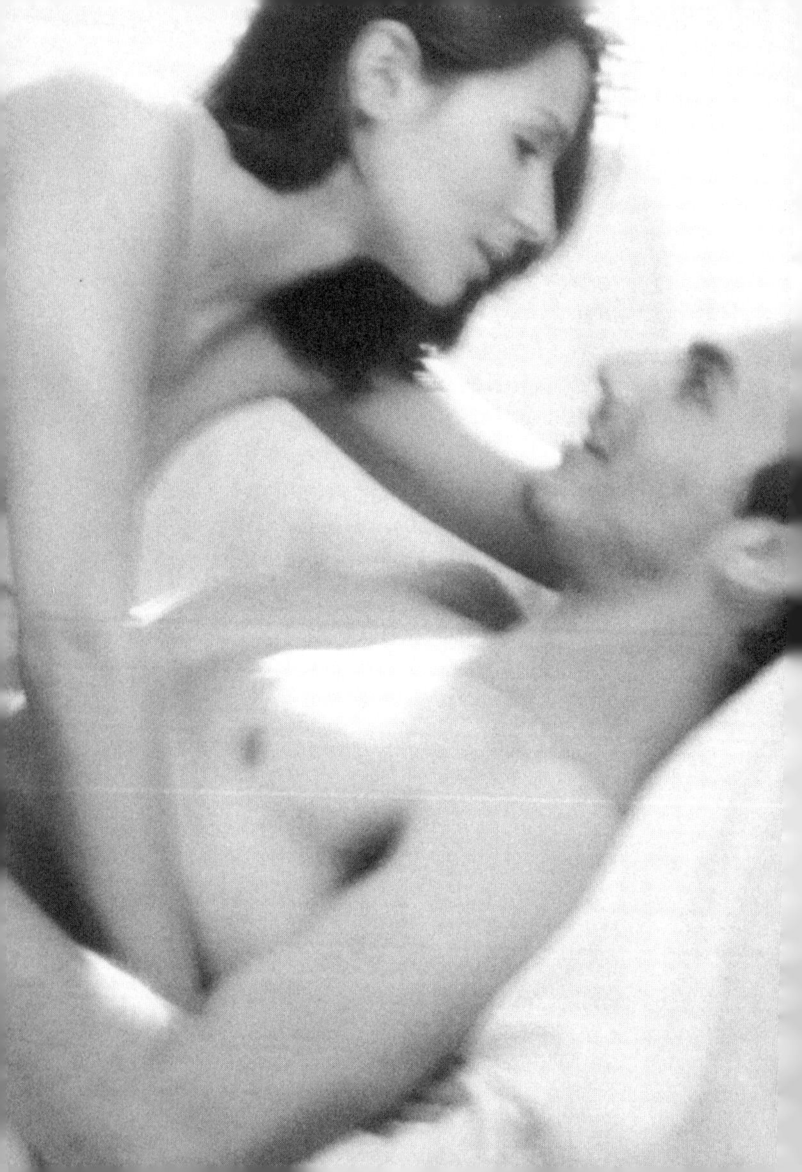

Sieben

Nicht nur im Schlafzimmer

Lassen Sie sich nicht erwischen!

170 Treffen Sie Ihren Partner an seinem Arbeitsplatz und suchen Sie sich einen Platz für einen »Quickie«. Das Risiko, erwischt zu werden, erzeugt ein erregendes Gefühl von Abenteuer. Lassen Sie Ihrer Fantasie freien Lauf. Sie können auch die folgende Liste benutzen und den Ort auswürfeln.

1: Sitzungszimmer	4: Büro des Chefs
2: Heizungskeller	5: Belegschaftsraum
3: einsamer Flur	6: Besenkammer

171 Stimulieren Sie sich gegenseitig auf dem Rücksitz eines Taxis.

172 Fahren Sie ins Autokino. Setzen Sie sich auf den Rücksitz und küssen und streicheln Sie sich gegenseitig beim ersten Film. Haben Sie Sex, während der zweite Film läuft.

173 Gehen Sie zu einem Rockkonzert oder in eine überfüllte Disco und tragen Sie weite Kleidung ohne Unterwäsche. Stimulieren Sie sich gegenseitig diskret, während Sie mitten in der Menge stehen.

174 Gehen Sie zusammen in die Bücherei. Leihen Sie sich ein paar erotische Bücher aus und fangen Sie an, darin zu lesen. Wenn Sie richtig heiß sind, können Sie lautlosen Sex zwischen den Bücherregalen haben.

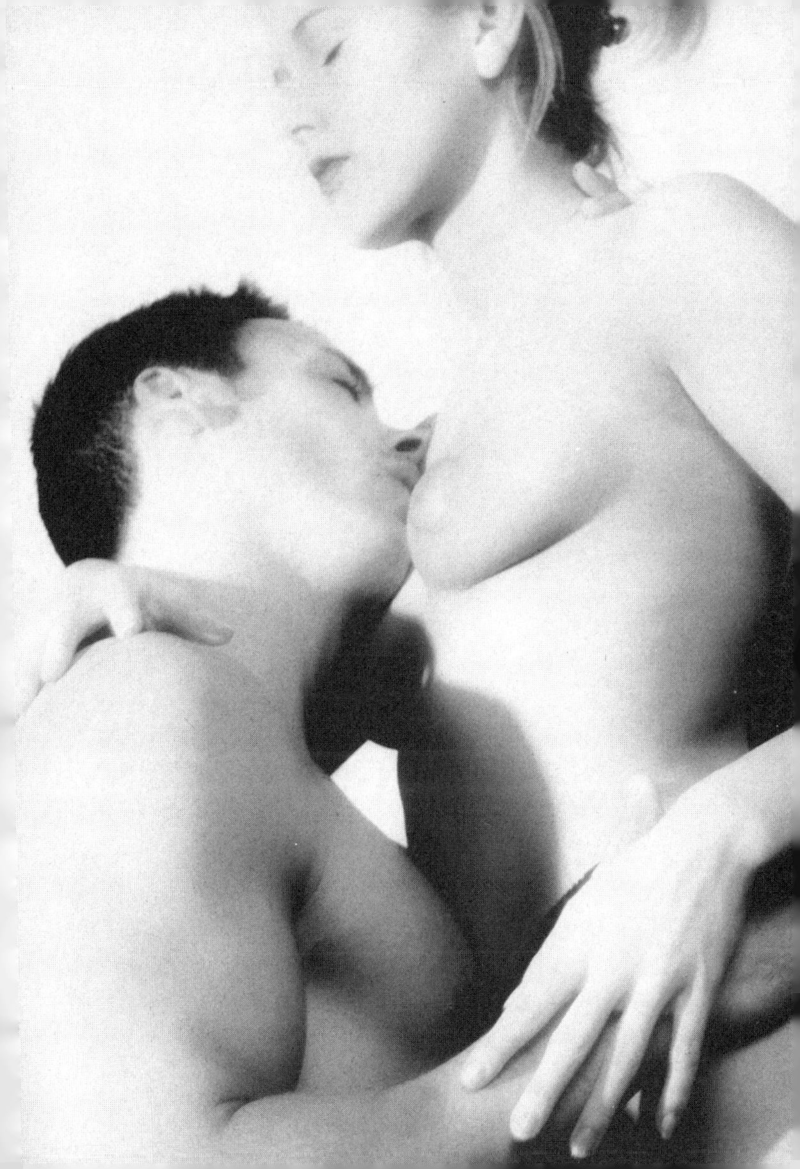

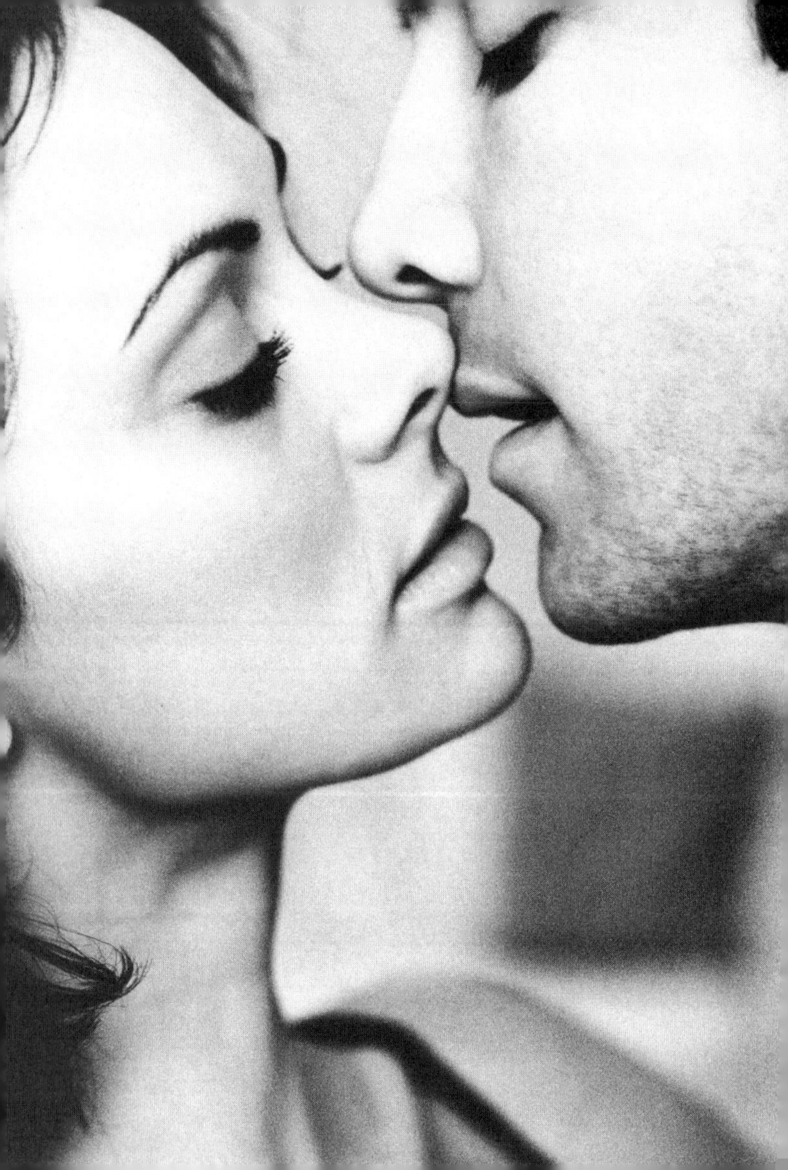

Haben Sie es so schon mal gemacht?

175 Erstellen Sie drei Listen: (1) Liebestechniken, (2) ungewöhnliche Orte für Sex und (3) verschiedene Tageszeiten. Nehmen Sie blind einen Punkt aus jeder Liste und führen Sie die Anweisungen aus.

176 Tun Sie es miteinander in einem Zwei-Personen-Zelt.

177 Haben Sie Sex im Schaukelstuhl, auf der Waschmaschine oder auf dem kalten Küchenboden am Morgen.

178 Machen Sie den Küchentisch frei und suchen Sie im Kühlschrank oder in den Schränken nach Brotaufstrichen, Marmeladen, Butter, Früchten usw.

Abenteuer im Freien

179 Lernen Sie Sex zu haben, während Sie in einem Swimmingpool treiben. Die dafür erforderliche Konzentration bringt Sie einander näher.

180 Lieben Sie sich auf der Schaukel eines Kinderspielplatzes. (Am besten in der Nacht, wenn niemand in der Nähe ist.)

181 Bringen Sie Ihren Partner zum Orgasmus, während Sie mit ihm Achterbahn fahren.

182 Gehen Sie an den Strand, in den Park oder in den Wald und halten Sie nach Plätzen Ausschau, an denen Sie Sex im Freien haben können.

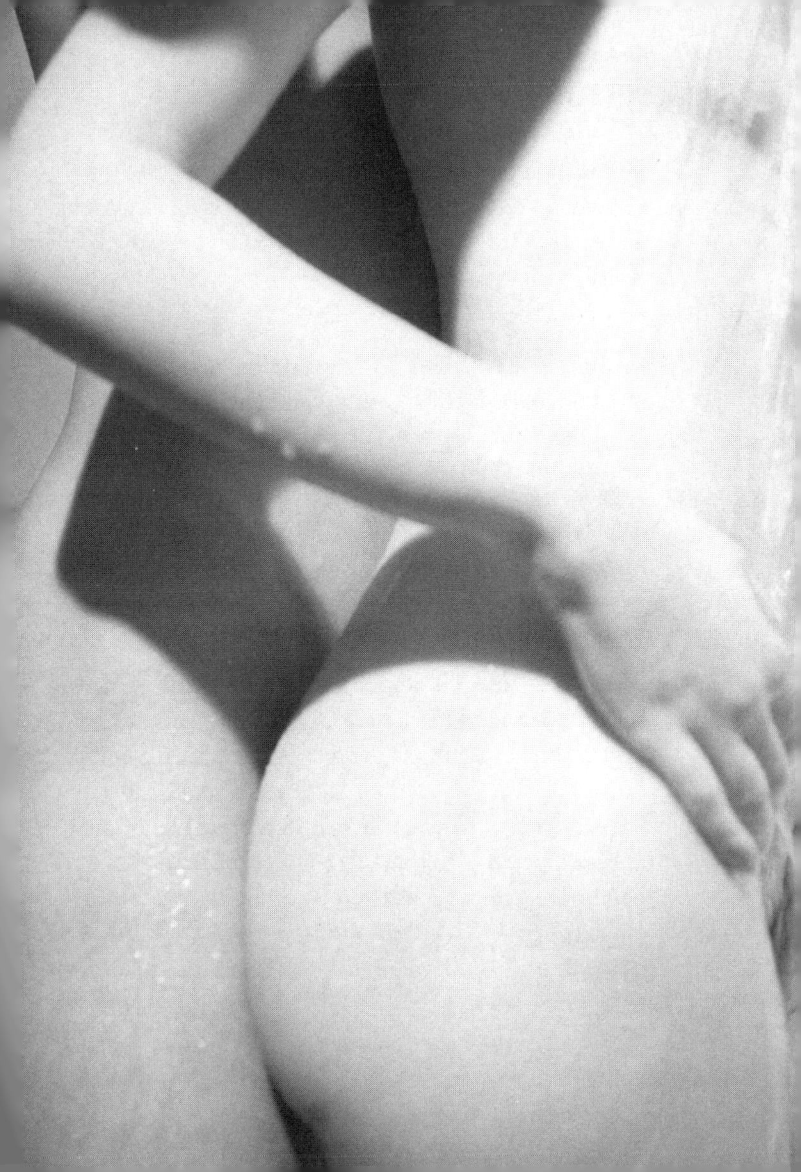

Wasserspiele

183 Beobachten Sie Ihren Partner dabei, wie er genussvoll unter der Dusche steht. Tun Sie so, als wären Sie ein Filmregisseur, der einem Schauspieler sagt, welchen Körperbereichen er größere Aufmerksamkeit schenken soll.

184 Lassen Sie ein heißes Bad für Ihren Partner einlaufen, in dem er sich so richtig schön entspannen kann. Werden Sie zu seinem persönlichen »Bademeister« und erfüllen Sie ihm jeden Wunsch.

185 Tun Sie so, als ob Ihr Partner gerade ein Bad genommen hätte. Trocknen Sie ihn von Kopf bis Fuß mit einem weichen Handtuch ab. Küssen Sie den Körper Ihres Partners, bevor Sie gehen.

186 Binden Sie die Hände Ihres Partners mit Seidenschals oder Handtüchern oben an der Dusche fest und verbieten Sie ihm zu sprechen (benutzen Sie notfalls einen Knebel). Seifen Sie Ihren Partner ein und massieren Sie dabei sanft jede Körperstelle. Spülen Sie ihn hinterher ab (am besten mit einem frei beweglichen Duschkopf) und reiben Sie ihn mit Öl oder einer Feuchtigkeitscreme ein.

Spinnen Sie die Geschichte weiter …

187 *Sie wohnen in einem Fünf-Sterne-Hotel und hatten einen langen, anstrengenden Tag. Sie lassen sich gerade ein Bad einlaufen und benutzen luxuriöse Badesalze. Sie haben sich einen Masseur auf Ihr Zimmer bestellt. Sie drehen den Wasserhahn zu und sind gerade dabei, sich auszuziehen, als es an der Tür klopft …*

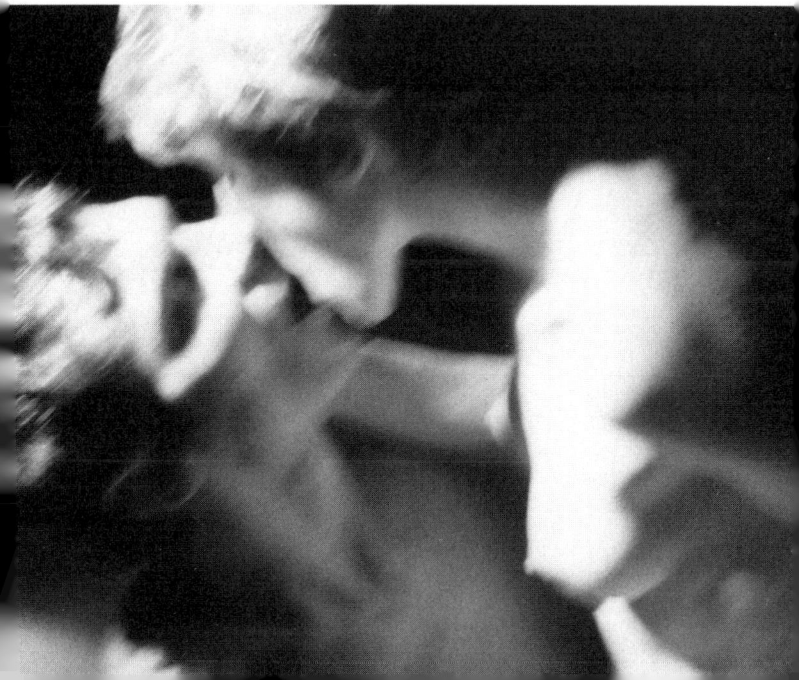

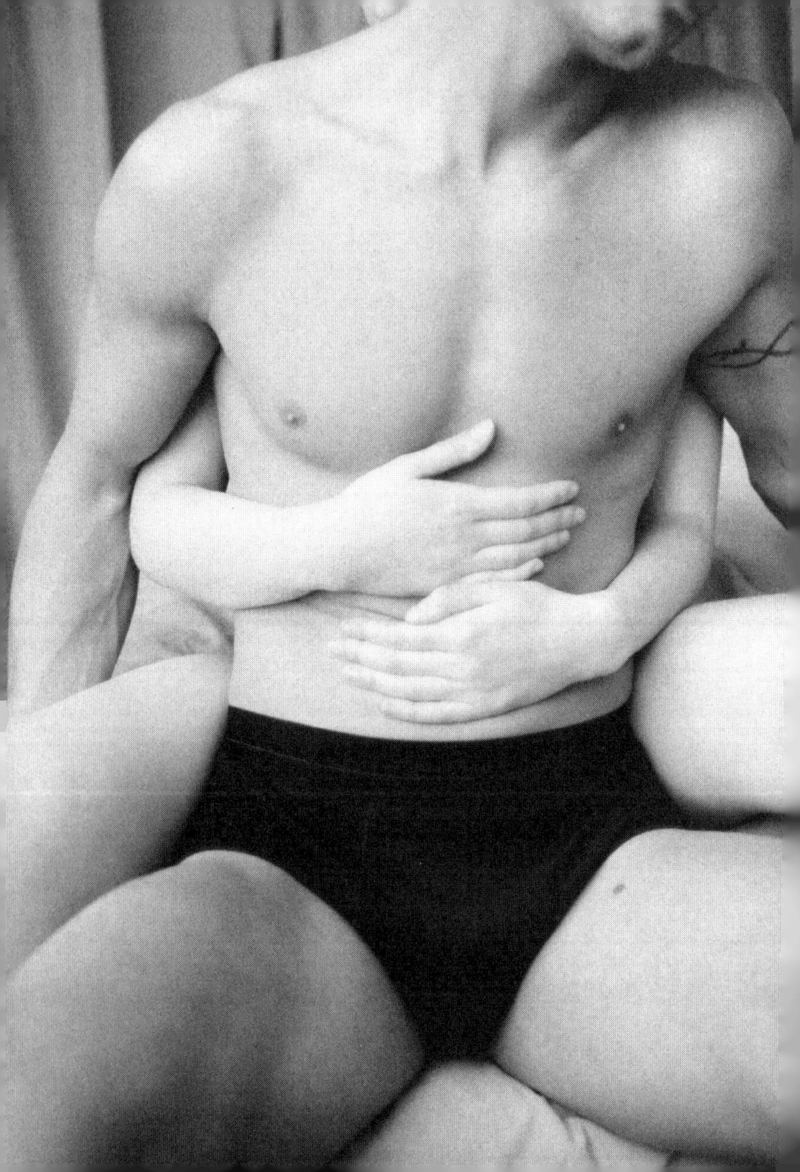

Acht

In der Ruhe liegt die Lust

Vollkommene Intimität

188 Setzen Sie sich bequem so hin, dass Sie Ihren Partner anschauen können. Halten Sie sich an den Händen. Fangen Sie ein Gespräch über ein intimes Thema an. Der eine Partner sagt das erste Wort und der andere das nächste. Dies geht so lange hin und her, bis das Thema erschöpft ist. Es handelt sich hierbei um eine Übung im Hineinversetzen und in direkter Kommunikation.

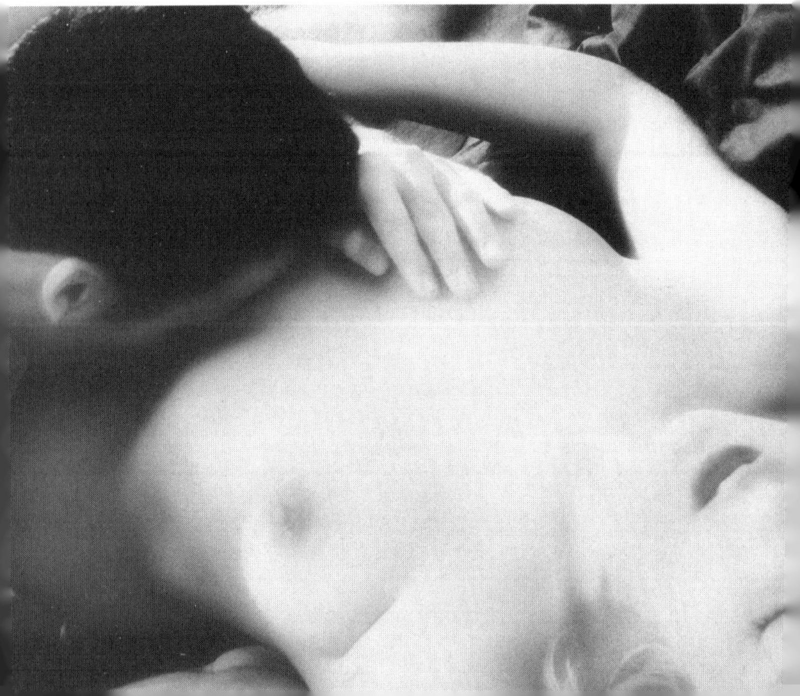

189 Sitzen Sie hinter Ihrem Partner, ein Bein auf jeder Seite, und nehmen Sie ihn sanft in den Arm, während er sich mit dem Rücken gegen Sie lehnt. Entspannen Sie sich in dieser Position mehrere Minuten lang. Führen Sie Ihren Daumen bei Ihrem Partner langsam vom Nacken die Wirbelsäule hinab.

190 Setzen Sie sich mit gekreuzten Beinen auf den Fußboden mit dem Gesicht zu Ihrem Partner. Lassen Sie Ihre Hände in den Händen Ihres Partners ruhen, schließen Sie Ihre Augen und atmen Sie zusammen tief und langsam. Versuchen Sie, sich der Stimmung und dem Rhythmus Ihres Partners anzupassen. Streicheln und küssen Sie ihn nicht, konzentrieren Sie sich ganz auf das Atmen und Fühlen. Probieren Sie aus, wie lange Sie in dieser Position verharren können, bis Sie Ihren Partner liebkosen und küssen *müssen*.

Ratespiele

191 Schreiben Sie auf dem Rücken Ihres Partners mit der Zunge Verben, die er raten muss. Wenn er ein Wort richtig geraten hat, müssen Sie es ausführen.

192 Klopfen Sie den Rhythmus eines Liedes auf den nackten Körper Ihres Partners und bitten Sie ihn, das Lied zu erraten. Wechseln Sie sich gegenseitig ab. Wer als Erster zehn Lieder erkennt, hat einen erotischen Wunsch frei.

193 Schreiben Sie mit Massageöl Mitteilungen auf den Rücken Ihres Partners und lassen Sie ihn den Inhalt raten. Zum Beispiel: Ich ♥ dich.

194 Sammeln Sie verschiedene Gegenstände in einem Korb oder einem Kleidersack. Verbinden Sie Ihrem Partner die Augen und lassen Sie ihn raten, womit Sie seinen nackten Körper berühren. Wechseln Sie dabei Druck und Geschwindigkeit der Berührung. Berühren Sie alle Körperstellen, nicht nur die erogenen Zonen.

Versuchen Sie es mit:

- einem Seidenschal
- einer Feder
- einem Strohhalm
- einem Fell
- einem Kamm
- einer Goldkette

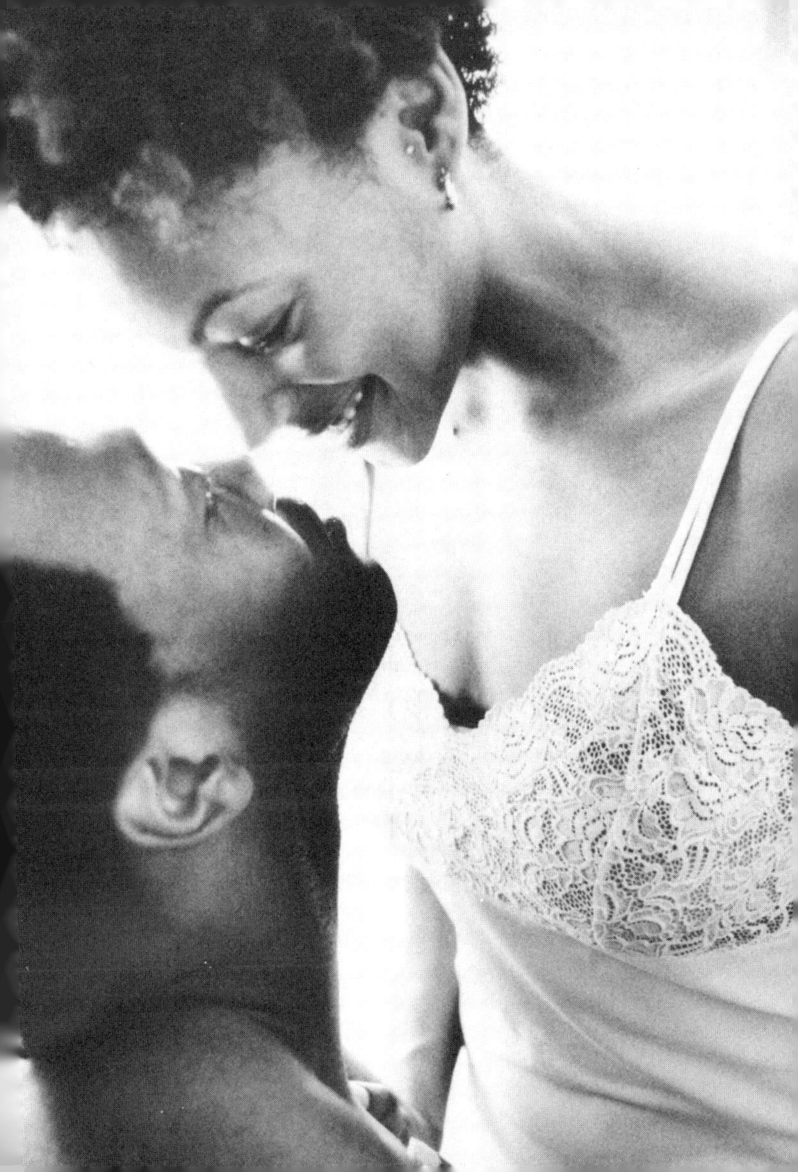

Windspiele

Es kann sehr erotisch sein, wenn Sie bestimmte Körperteile behutsam anpusten. Finden Sie heraus, welche Stellen bei Ihrem Partner auf diese sanfte Art der Verführung reagieren.

195 Versuchen Sie es zuerst mit den folgenden Bereichen und entdecken Sie dann Ihre eigenen empfindsamen Stellen.

- Ohrläppchen
- Nacken
- Handfläche
- Brustwarze
- Armbeuge
- Kniebeuge
- Innenseite der Oberschenkel
- Bauchnabel

196 Feuchten Sie die erogenen Zonen Ihres Partners an und blasen Sie kühle Luft aus einem Fön auf diese Stellen.

Fragen/Erzählen/Kommunizieren

Lesen Sie zusammen die folgenden Aussagen und FRAGEN Sie Ihren Partner, was er dazu meint. Wenn Ihr Partner zu einem bestimmten Thema nichts sagen will, können Sie ihm ERZÄHLEN, was Sie zu diesem Thema denken. Es gibt keine richtigen oder falschen Antworten. Es geht vielmehr darum, Ihre sexuellen Ansichten zu KOMMUNIZIEREN.

197 Wenn ich einen nackten Körper sehe, lässt mich das kalt.

198 Sex mit jemandem zu haben, den ich nicht liebe, macht mir keinen Spaß.

199 Es ist nicht leicht, mich in sexuelle Erregung zu versetzen.

200 Ich denke mehrmals am Tag an Sex.

201 Die Vorstellung eines Orgasmus macht mich an.

202 Manchmal habe ich nach dem Sex Schuldgefühle.

203 Ich hole mir mein Vergnügen dort, wo ich es bekomme.

204 Ich habe ein paar schlechte sexuelle Erfahrungen gemacht.

205 Sexfilme anzuschauen erregt mich.

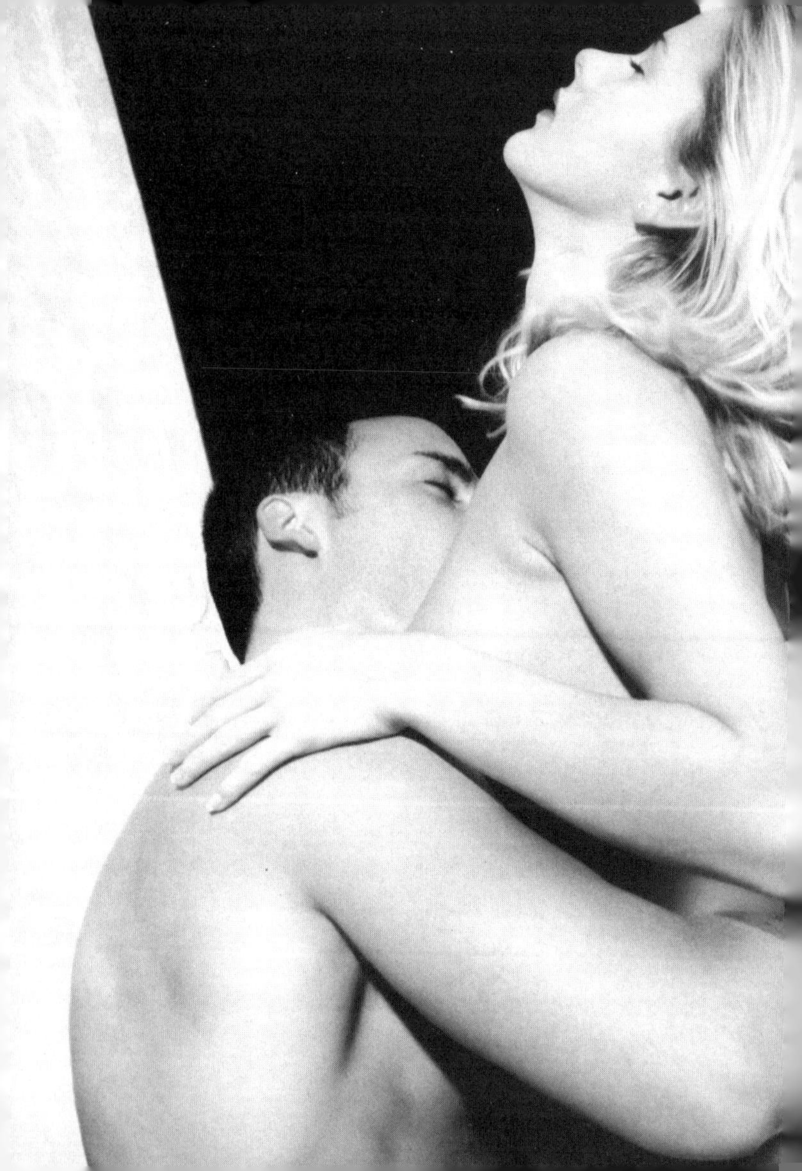

Sex-Test 1

Kreuzen Sie die Antworten an, die auf Sie zutreffen, und diskutieren Sie hinterher das Ergebnis mit Ihrem Partner.

206 Wie werden Sie von anderen als Liebhaber bewertet?

a) Ich kann mich vor Angeboten nicht retten.
b) Ziemlich gut, hoffentlich.
c) Bislang hat sich noch niemand beschwert.
d) Ist mir egal.

207 Ist es Ihnwen wichtig, Ihren Partner zum Orgasmus zu bringen?

a) Mein Partner hat immer einen Orgasmus.
b) Ja, sehr.
c) Das ist nicht das Wichtigste.
d) Warum? Haben nicht alle immer einen Orgasmus?

208 Auf welchen Unterlagen lieben Sie es, Sex zu haben?

a) Auf dem Körper meines Partners.
b) Auf einer Matratze.
c) Auf weichem grünen Gras.
d) Ich mag es überall, solange wir Spaß dabei haben.

209 Was ist das Wichtigste, damit die Liebe vollkommen ist?

a) Kraft und Ausdauer
b) Fantasie
c) Ein perfekter Körper
d) Ein scharfer Verstand

210 Würden Sie jetzt am liebsten mit dem Quiz aufhören und stattdessen Liebe machen?

a) Ja.
b) Ist das eine Fangfrage?
c) Ich will erst wissen, wie viele Punkte ich habe.
d) Nur wenn ich weiß, dass es sich auch lohnen wird.

Auswertung

(206) a=2, b=4, c=3, d=1

(207) a=3, b=4, c=2, d=1

(208) a=3, b=4, c=2, d=1

(209) a=2, b=4, c=1, d=3

(210) a=4, B=3, c=2, d=1

15–20 Punkte: Wenn Sie sich an diesem Ende der Skala befinden, sind Sie der perfekte Liebhaber. Sie denken viel an Sex und haben auch viel Sex. Sie gehen gut auf die Bedürfnisse Ihrer Partner ein.

10–15 Punkte: Sie können zwar nicht ganz vorne mitmischen, aber Sie versuchen es wenigstens. Denken Sie daran, dass Sie genauso viel geben sollten, wie Sie empfangen.

5–10 Punkte: Tun Sie sich selbst und Ihrem Partner den Gefallen und arbeiten Sie dieses Buch mehrere Male durch, bis Sie wissen, worum es geht.

0–5 Punkte: Zölibat: Schauen Sie im Lexikon nach, was das ist, und praktizieren Sie es bis an Ihr Lebensende.

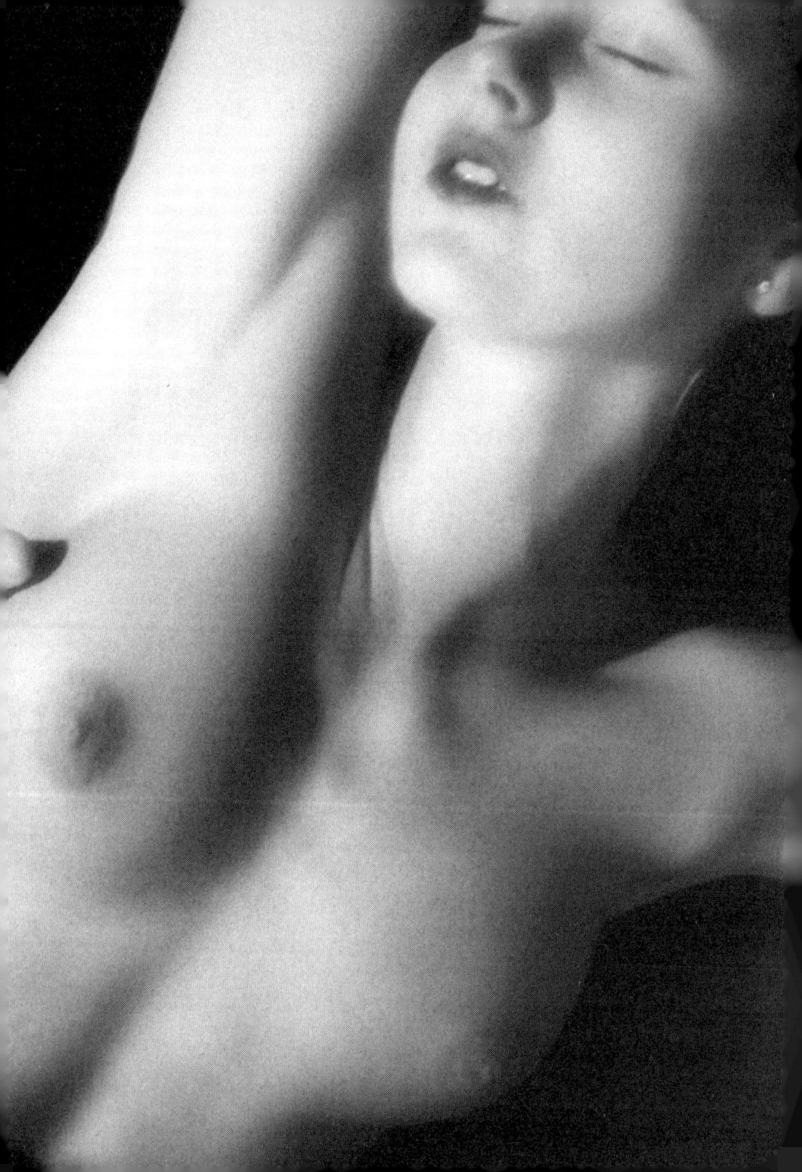

Sex-Test 2:

Durch dieses Quiz können Ihnen Schuppen von den Augen fallen. Vergleichen Sie Ihre Aufzeichnungen und sehen Sie, wie Sie abschneiden.

211 Wird Ihr Partner auch mit 64 noch sexuell anziehend sein?
a) Ich hoffe, ich werde es herausfinden können.
b) Ich kann mir nicht vorstellen, mit einer Faltenmaus zu schlafen.
c) Hat man in dem Alter noch Sex?
d) Wir halten das Feuer in Gang.

212 Sprechen Sie mit Ihrem Partner über alles?
a) Ja – und es muss nicht immer ein Ergebnis dabei herauskommen.
b) Nein – einige Bereiche sind tabu.
c) Zur richtigen Zeit.
d) Immer.

213 Leckt Ihr Partner Sie an den richtigen Stellen?
a) Ich bin froh, dass ich geküsst werde.
b) Andere würden für die Zunge meines Partners viel Geld bezahlen.
c) Wenn ich ihn darum bitte.
d) Normalerweise läuft es so: »Du leckst meins, und ich lecke deins.«

214 Probiert Ihr Partner neue sexuelle Dinge mit Ihnen aus?

a) Ja – dadurch wird unser Sex nicht langweilig.
b) Ja – ich frage mich, woher er immer all diese Ideen hat.
c) Wir lassen uns zusammen neue Sachen einfallen.
d) Es ist immer das Gleiche.

215 Erregt Sie Ihr Partner immer noch?

a) Die Flamme fängt an zu flackern.
b) Auf eine andere, reifere Art.
c) Die körperliche Anziehungskraft ist zur mentalen Anziehungskraft geworden.
d) Nicht mehr am Morgen.

216 Zeigt Ihnen Ihr Partner seine Zuneigung in der Öffentlichkeit?

a) Ja, ganz selbstverständlich.
b) Wir halten nur Händchen.
c) Unsere Beziehung drückt sich anders aus.
d) Am Anfang unserer Beziehung schon, aber jetzt nicht mehr.

Auswertung

(211) a=3, b=2, c=1, d=4
(212) a=4, b=1, c=2, d=3
(213) a=1, b=4, c=3, d=2
(214) a=3, b=2, c=4, d=1
(215) a=1, b=4, c=3, d=2
(216) a=4, b=3, c=2, d=1

18–24 Punkte: Glückwunsch! Ihr Liebhaber gehört zu denen, nach denen sich andere sehnen.

12–18 Punkte: Sex und Romantik funktionieren gut. Wenn Sie die Dinge nicht schleifen lassen, können Sie sich noch lange an ihnen erfreuen.

6–12 Punkte: Es sieht so aus, als ob Ihr Liebhaber nicht voll an die Messlatte heranreichen würde. Geben Sie nicht auf, sondern machen Sie positive, lustvolle Vorschläge. Wer weiß, was dann noch alles passiert.

0–6 Punkte: Packen Sie Ihre Sachen und verlassen Sie Ihren Partner. Es gibt noch so viele andere Menschen auf der Welt, Sie haben beide etwas Besseres verdient.

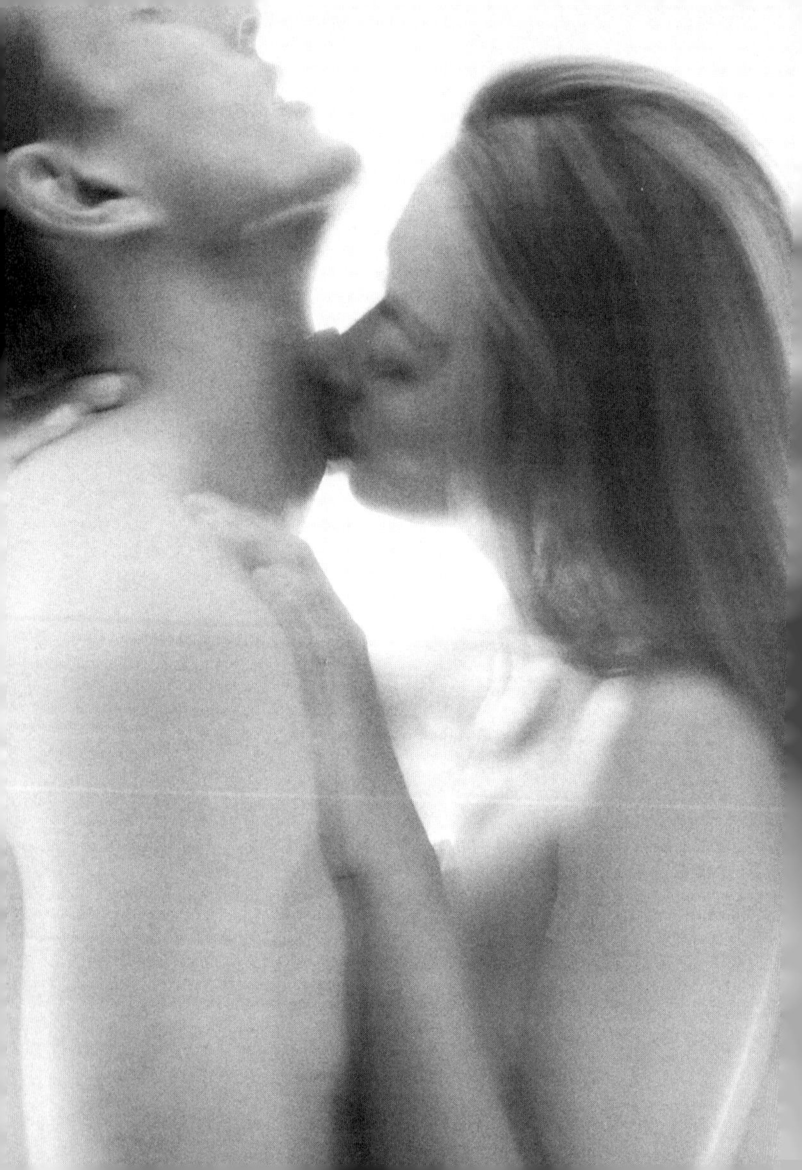

Spinnen Sie die Geschichte weiter …

217 *Es ist eine warme, schwüle Nacht, und Sie liegen unbekleidet auf dem Bett. Es ist dunkel, und das Mondlicht scheint durch das Fenster. Auf Ihrem Körper bilden sich Schweißperlen, und Sie verspüren eine starke sexuelle Lust. Die französischen Fenster sind offen, und eine sanfte Brise weht die Vorhänge beiseite. In der Tür steht eine Gestalt …*

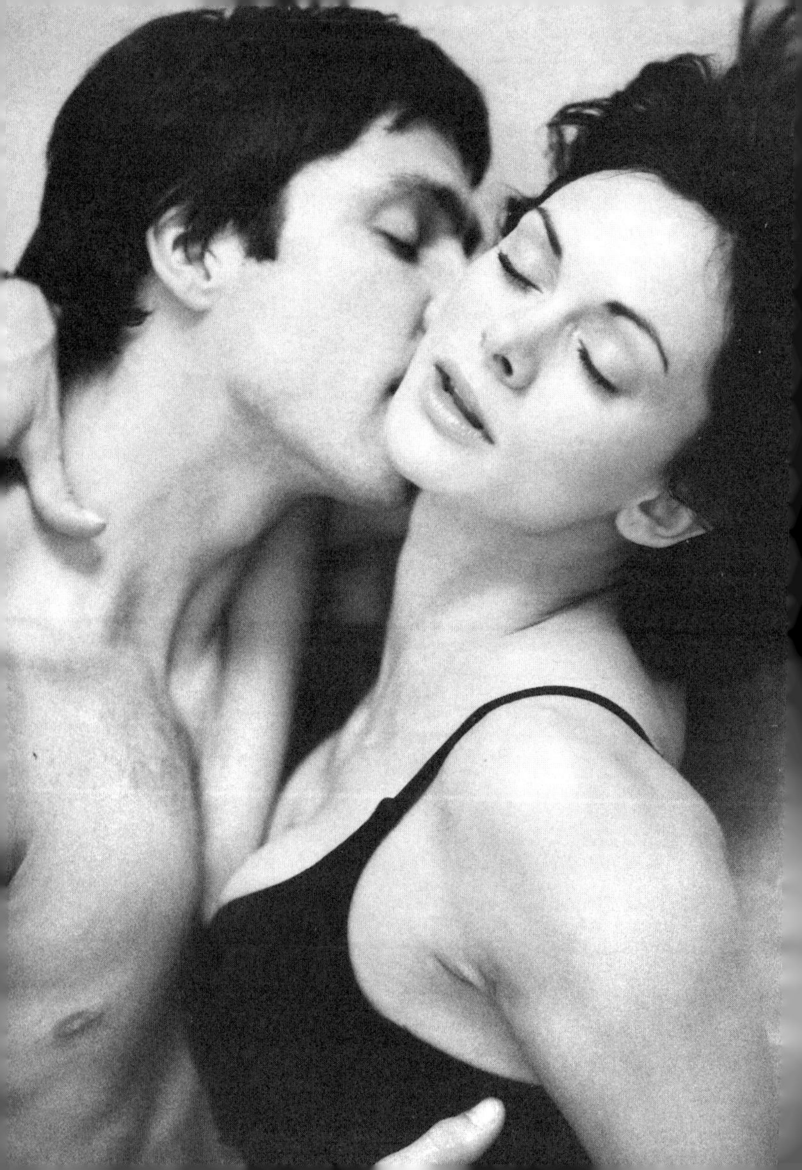

Neun

Die Welt der Fantasie

Designer-Sex

218 Lassen Sie sich eine sexuelle Technik oder eine neue erotische Stellung einfallen, von der Sie noch nie gehört haben, und geben Sie ihr einen eigenen Namen.

219 Lassen Sie Ihren Partner zum Orgasmus kommen, ohne ihn zu berühren, indem Sie sich eine Technik einfallen lassen, eine erotische Geschichte erfinden oder einen aufregenden Abend organisieren.

220 Stellen Sie eine Liste mit erotischen Ideen zusammen und flüstern Sie diese Ihrem Partner ins Ohr. Bitten Sie ihn, die Ideen auf einer Skala von 1 bis 10 zu bewerten.

221 Erforschen Sie Sexualpraktiken verschiedener Kulturen und Religionen.

222 Stellen Sie sich jeden Körperteil Ihres Partners als einen saftigen Pfirsich oder eine leckere Mango vor. Lassen Sie sich Zeit beim Verschlingen.

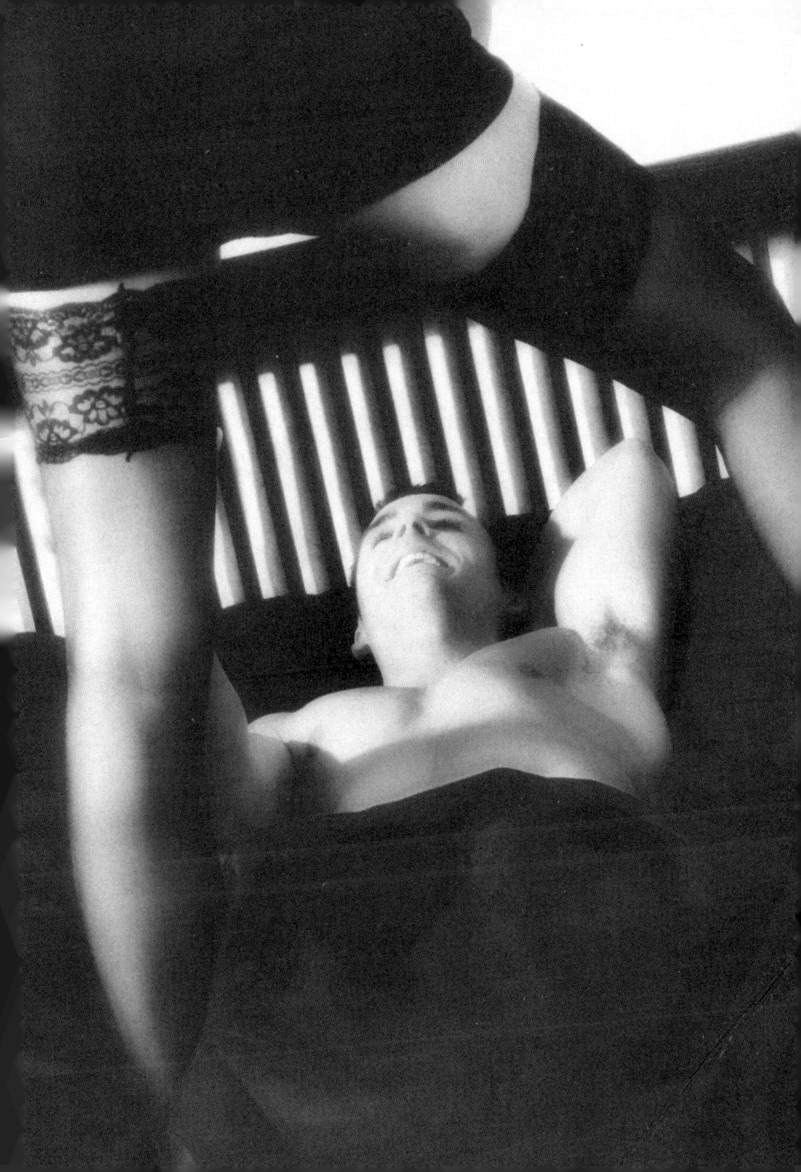

Was wäre, wenn …

Tauschen Sie sich über Ihre Antworten aus und setzen Sie so viele wie möglich davon praktisch um. Nehmen Sie die Antworten als Grundlage für ein Rollenspiel oder eine Verkleidung.

223 Wenn Sie in einer Flüssigkeit Ihrer Wahl baden könnten, welche Flüssigkeit würden Sie wählen?

224 Wie sieht die vollkommene Massage für Sie aus?

225 Wo würden Sie am liebsten auf der Welt wohnen?

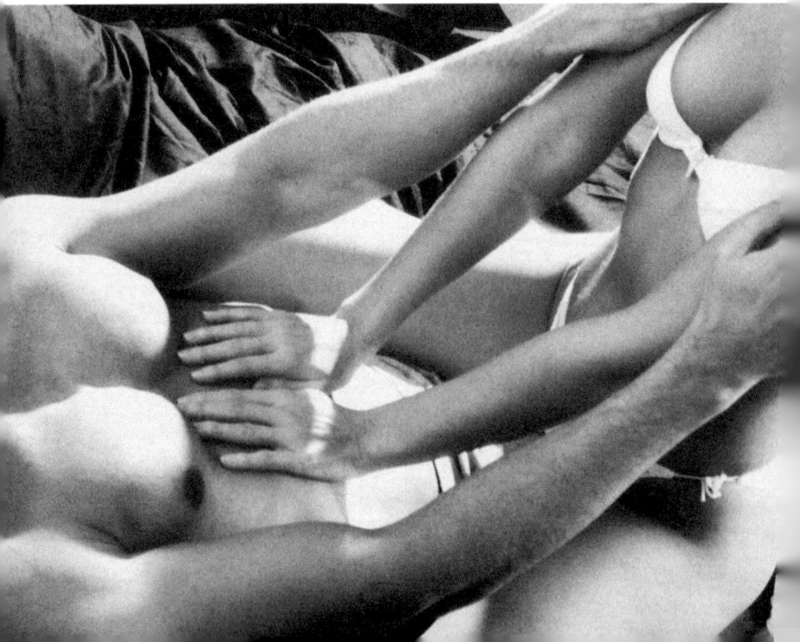

226 In welcher Zeit hätten Sie am liebsten gelebt? Wer wären Sie gewesen?

227 Wenn Sie sich Ihren Liebhaber frei aus jeder Nationalität und Rasse wählen könnten, wie würde er aussehen?

228 Wenn Sie nur mit dem Finger zu schnippen bräuchten und dadurch Ihre äußere Erscheinung verändern könnten, wie würden Sie gerne aussehen?

229 Wenn Sie über alles reden könnten und auf keine Tabus Rücksicht nehmen müssten, worüber würden Sie sich gerne unterhalten?

230 Wenn Sie in einem Pornofilm mitwirken könnten, welche Rolle würden Sie gerne spielen? Wie sähe die Handlung des Films aus?

231 Wenn Sie Ihrem Liebhaber alles geben könnten, was würde es sein?

Wenn Ihr Körper sprechen könnte ...

Stellen Sie sich vor, verschiedene Körperteile wären in der Lage, mit Ihnen zu reden, um das zu bitten, was sie möchten, zu erzählen, wie sie sich gerade fühlen, und auszudrücken, was sie mögen und nicht mögen. Was würden diese Körperteile sagen?

232 Wenn Ihre Vagina sprechen könnte, welche Gefühle würde sie im Moment ausdrücken?

233 Wenn Ihr Penis sprechen könnte, wo würde er gerne sein?

234 Wenn Ihre Brüste sprechen könnten, was würden sie sich wünschen?

235 Wenn Ihre Hände sprechen könnten, was würden sie gerne tun wollen?

236 Gibt es einen vernachlässigten Körperteil, der um mehr Aufmerksamkeit bitten würde?

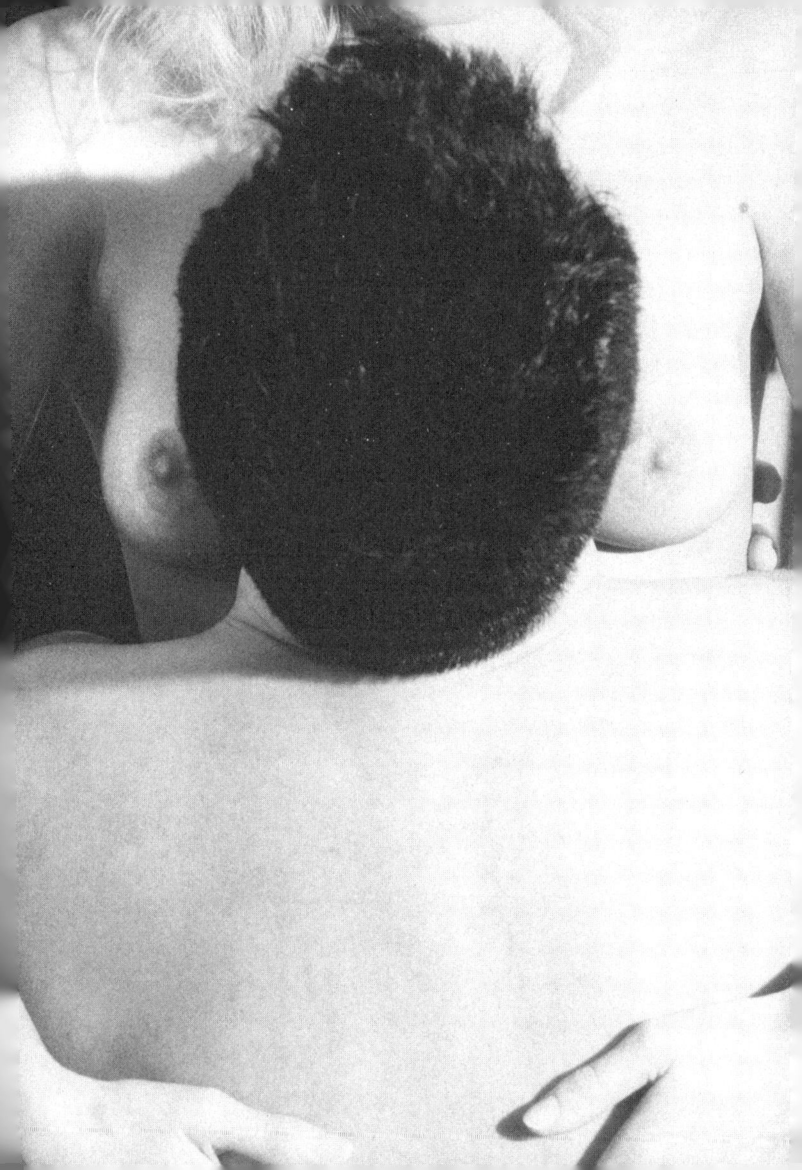

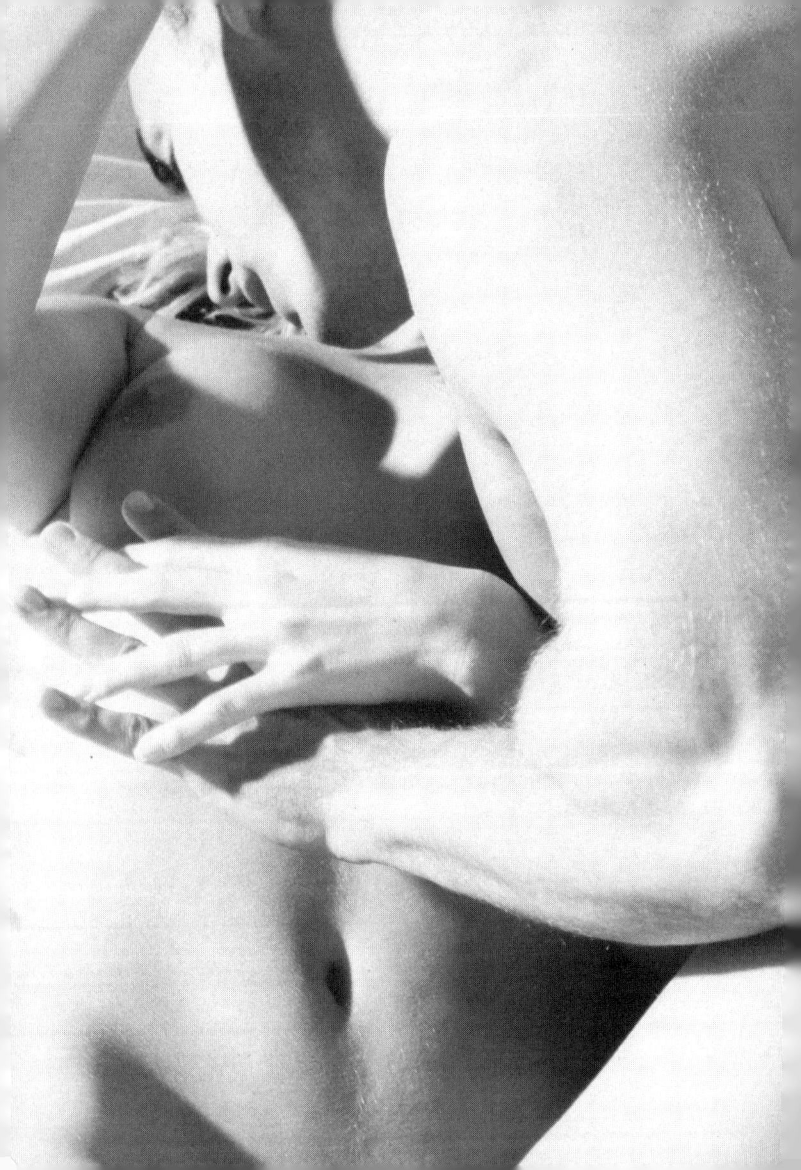

Liebestrank Nr. 9

Die alten Griechen und Römer waren die Ersten, die sich ernsthaft Gedanken um Liebestränke machten, aber erst durch den Einfluss der Hexerei in der Mitte des 16. Jahrhunderts wurden Liebeszauber auch in anderen Teilen der Welt populär.

237 Bereiten Sie einen Liebeszauber oder Liebestrank vor, der Ihren Partner verrückt vor Verlangen werden lässt. Teilen Sie den Inhalt des Zaubers Ihrem Partner mit.

238 Probieren Sie den folgenden Zauber aus, der auf einem alten österreichischen Märchen beruht: Schreiben Sie eine erotische Einladung auf ein Blatt Papier und teilen Sie es in der Mitte. Legen Sie die eine Hälfte an Ihre Eingangstür (oder, wenn Sie es wirklich darauf anlegen wollen, an Ihre Schlafzimmertür). Stecken Sie die andere Hälfte in Ihren BH (oder Ihre Brusttasche). Wenn Sie nun positiv an die Person denken, die Sie lieben, dann wird diese Person um Punkt Mitternacht vor Ihrer Tür stehen.

239 Streicheln Sie sanft die Hand Ihres Partners. Lesen Sie seine Handlinien – mit einer positiven, sinnlichen Aussicht.

Schatzsuche

240 Nehmen Sie ein bisschen Honig auf den Finger und malen Sie damit irgendwo auf Ihrem Körper ein »x«, das Ihr Partner mit der Zunge finden muss.

241 Erkunden Sie mit Ihrer Zunge bei Ihrem Partner die Körperstellen, die süß, bitter, salzig und sauer schmecken.

242 Tun Sie ein wenig süße Soße auf die linke Brustwarze und eine scharfe oder saure Soße auf die rechte. Werfen Sie eine Münze, um auszuknobeln, an welcher Brust Ihr Partner zuerst saugen darf.

243 Zeichnen Sie mit Körperfarben Schatzkarten auf Ihren eigenen Körper und auf den Körper Ihres Partners. Folgen Sie der Karte bis zum »Schatz«.

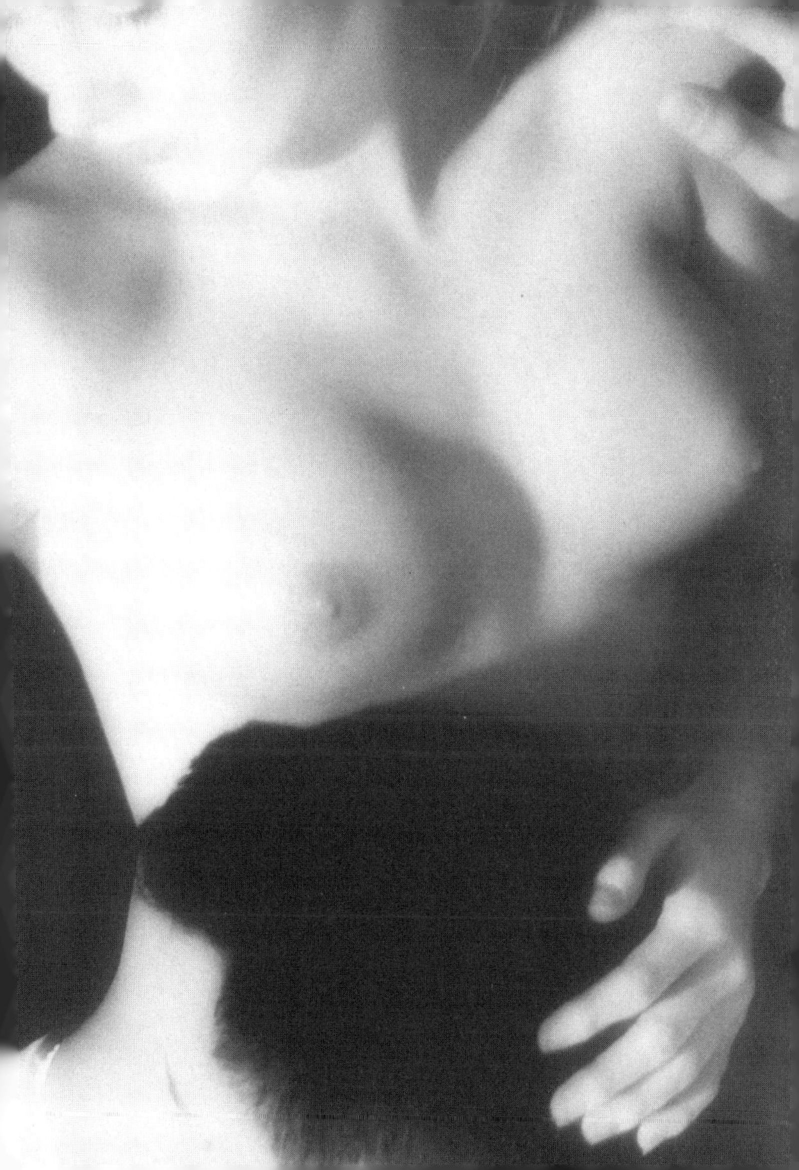

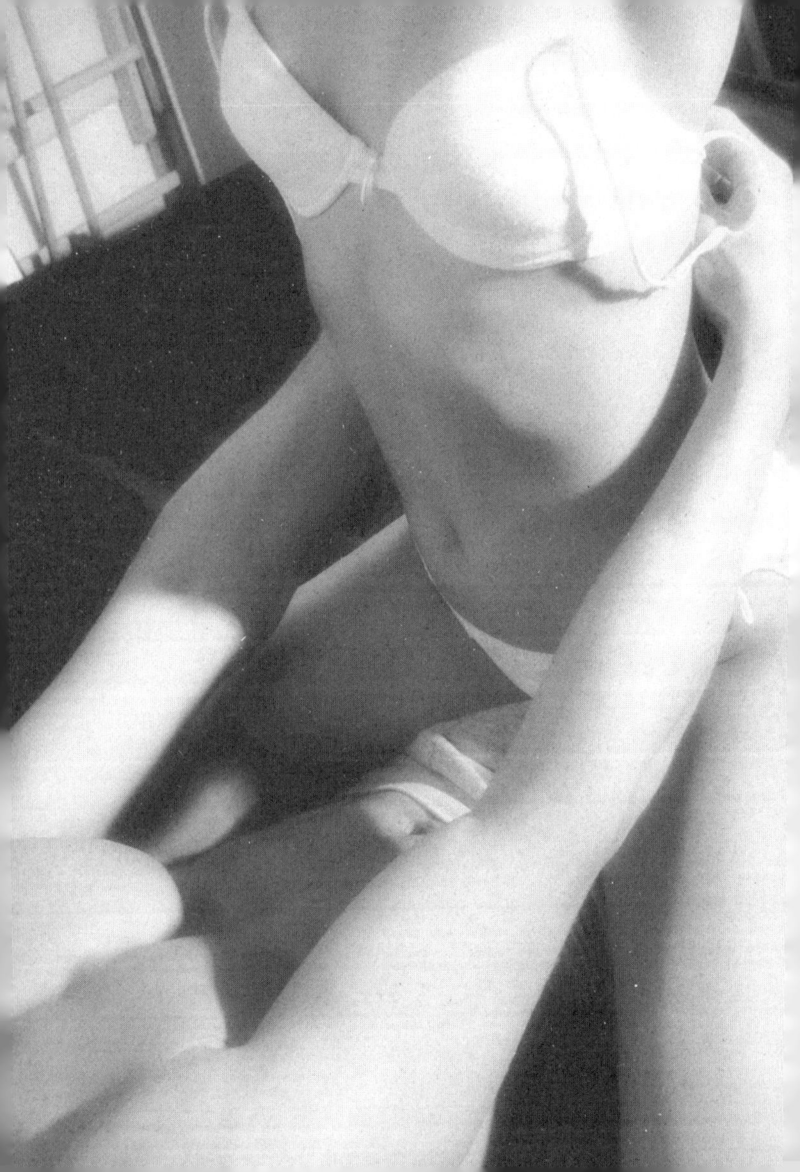

Gestrandet auf einer einsamen Insel …

244 Stellen Sie mit Ihrem Partner eine Überlebensausrüstung zusammen, die Sie auf einer einsamen Insel brauchen. Tun Sie das ganze Wochenende über so, als wären Sie gestrandet.

Beantworten Sie die folgenden Fragen mit Ihrem Partner. Beschreiben Sie in allen Einzelheiten die lustvollste Fantasie, die Ihnen dazu einfällt.

245 An welchem exotischen Ort würden Sie gerne Sex haben?

246 Wenn Sie auf einer einsamen Insel gestrandet wären, wen hätten Sie (außer Ihrem Partner) gern an Ihrer Seite?

247 Welchen Lesestoff hätten Sie gerne bei sich?

Spinnen Sie die Geschichte weiter …

248 *Ich erwachte allein und nackt auf einer einsamen Insel. Ich sah nur den Ozean und überall Palmen … und Fußspuren im Sand. Waren es die Abdrücke eines unfreundlichen Eingeborenen? Sollte ich zwischen den Palmen Schutz suchen oder den Fußspuren folgen? Ich entschied mich dafür, den Abdrücken nachzugehen. Innerhalb von wenigen Minuten führten mich die Spuren zu einer Hütte mit einem Strohdach. Ich ging vorsichtig auf die Hütte zu und trat ins Innere. Dort sah ich im schwachen Licht …*

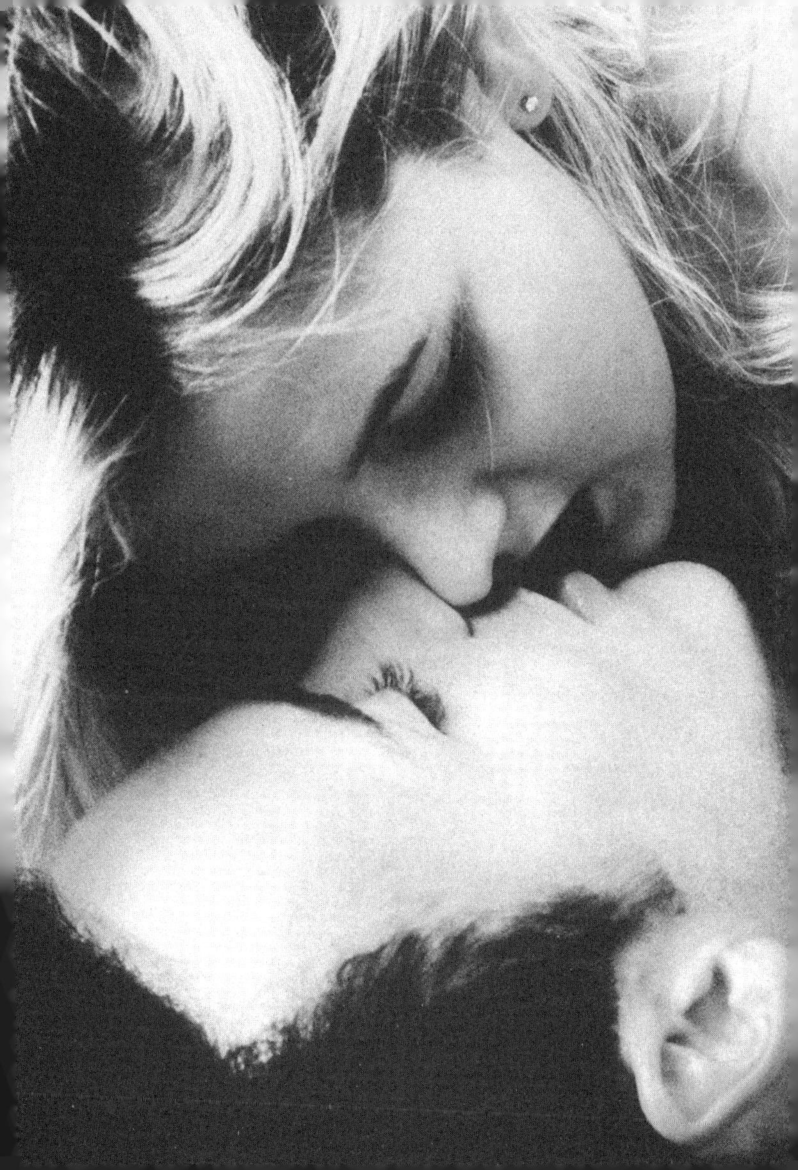

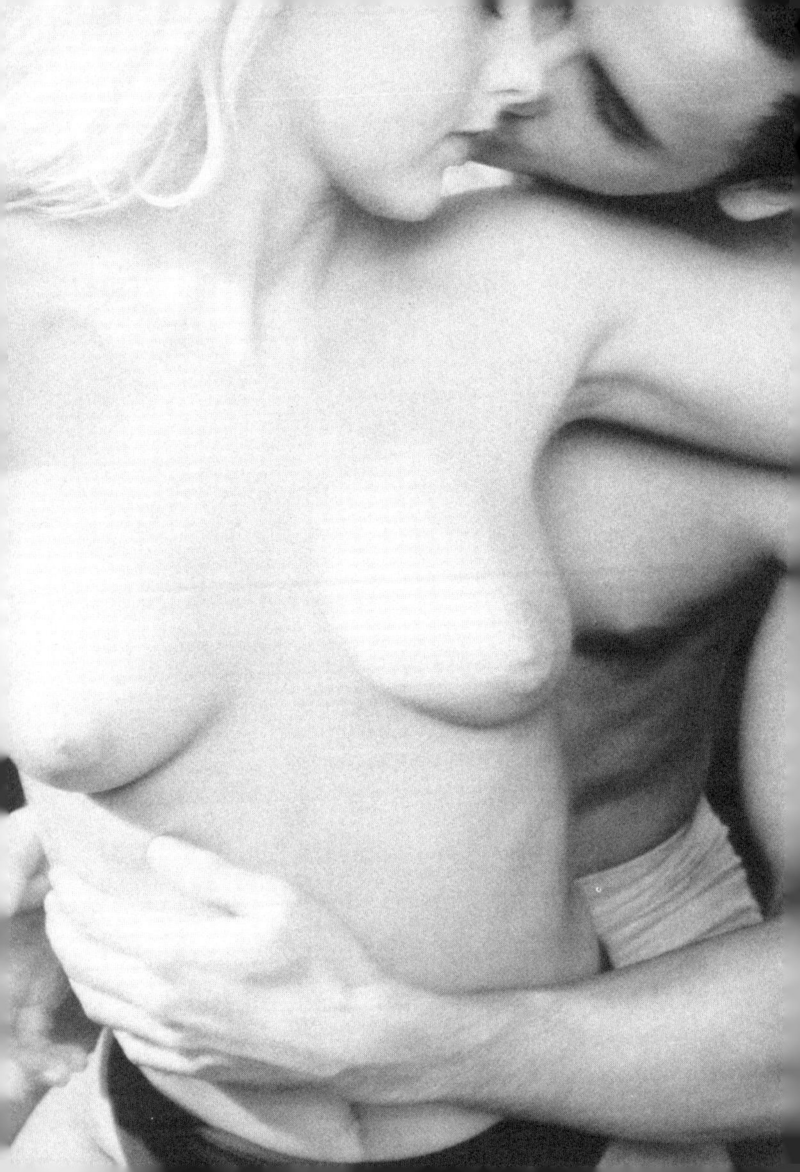

Zehn

Alte Spiele neu entdeckt

Kinderspiele für Erwachsene

249 Spielen Sie »Flaschendrehen« und verzichten Sie beim Vorspiel auf das Küssen.

250 Spielen Sie zusammen eine erotische Version von »Wahrheit oder Pflicht«.

251 Spielen Sie nackt »Twister« miteinander.

252 Spielen Sie Tischtennis in Ihrer erotischsten Unterwäsche. Ein wenig »Po versohlen« mit dem Schläger ist erlaubt.

253 Spielen Sie Striptease-Würfeln. Derjenige mit der niedrigeren Augenzahl muss verführerisch ein Kleidungsstück ablegen.

254 Binden Sie Ihre rechten oder linken Beine aneinander und laufen Sie los. Versuchen Sie in diesem Zustand, Sex miteinander zu haben.

255 Spielen Sie Strip-Poker, aber ziehen Sie dabei die Unterwäsche zuerst aus.

256 Ziehen Sie sich aus und spielen Sie, Sie seien Statuen. Wer kann länger bewegungslos dastehen?

257 Stellen Sie sich nackt voreinander hin. Werden Sie zu Ihrem jeweiligen Spiegelbild und ahmen Sie gegenseitig Ihre Bewegungen nach.

258 Spielen Sie Zoo und tun Sie so, als ob Sie ein bestimmtes Tier wären. Paaren Sie sich wie dieses Tier. Seien Sie dabei so wild oder geschmeidig oder schlüpfrig, wie Sie wollen.

259 Spielen Sie Unterseeboot, indem Sie oralen Sex in der Badewanne haben.

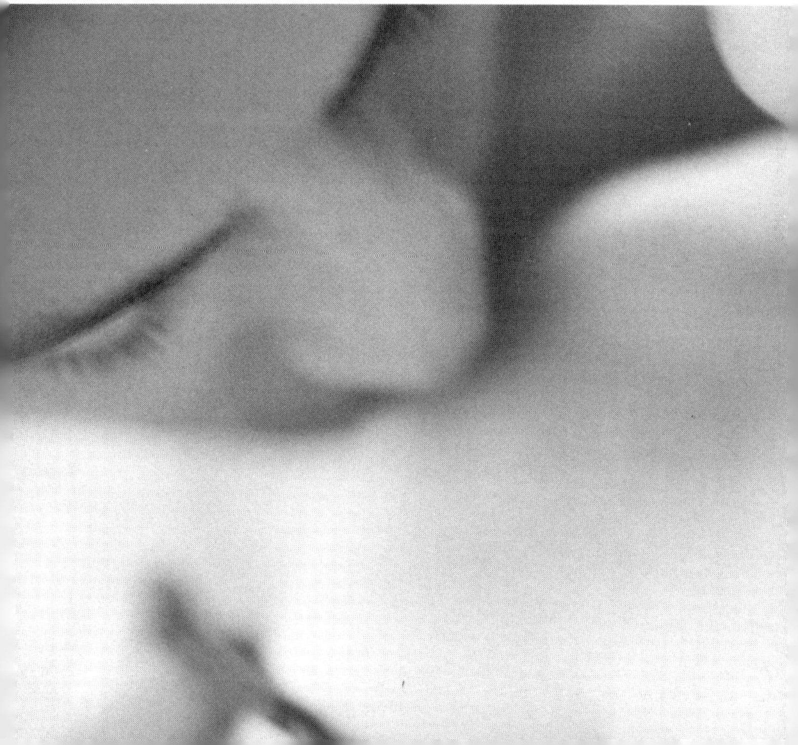

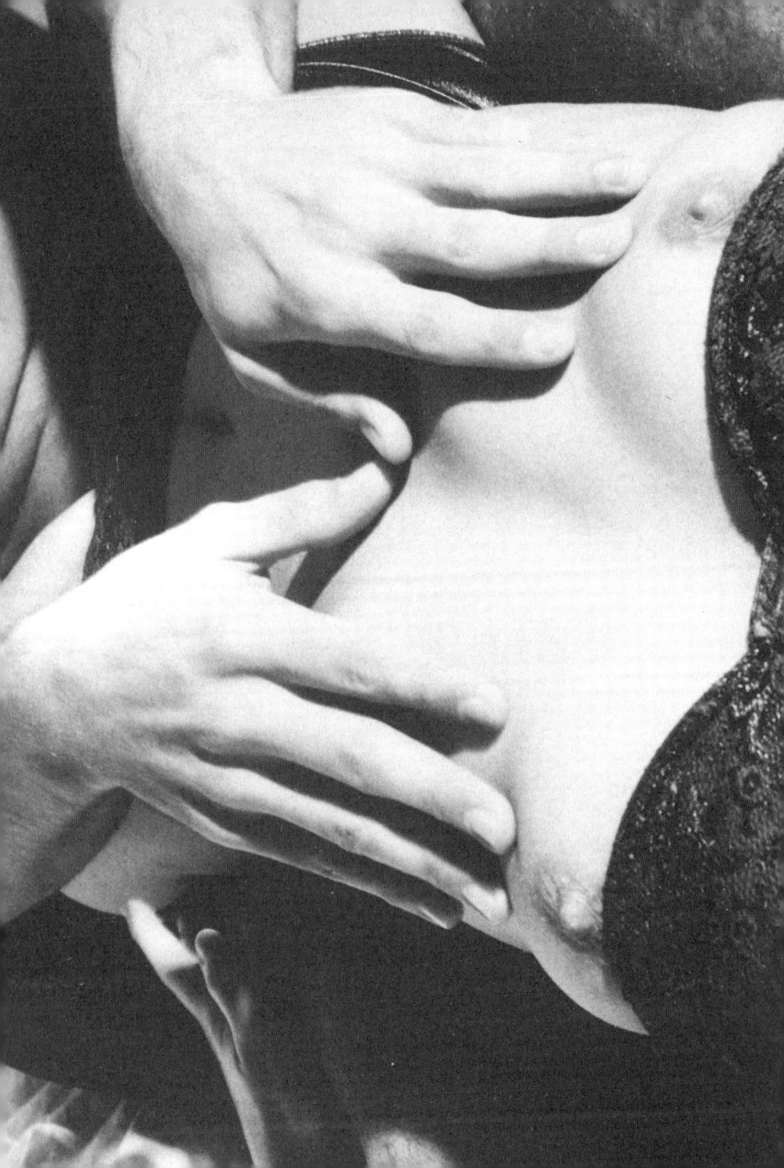

Nackte Tatsachen

260 Versuchen Sie, sich vor dem Sex gegenseitig die Kleider vom Leib zu reißen. Tragen Sie zu diesem Zweck alte Sachen, die ruhig kaputtgehen können.

261 Ziehen Sie sich gegenseitig aus, indem Sie nur die Füße und die Zehen zur Hilfe nehmen.

262 Verbinden Sie sich die Augen und ziehen Sie sich dann gegenseitig langsam und gefühlvoll aus, wobei Sie jeden Körperteil, der sich Ihren Händen offenbart, berühren und küssen.

263 Legen Sie erotische Musik auf und lassen Sie Ihren Körper zum Rhythmus kreisen. Ziehen Sie ein Kleidungsstück nach dem anderen aus und werfen Sie es Ihrem Partner zu. Tragen Sie zu diesem Anlass auffälligen Schmuck oder andere dramatische Sachen.

264 Vollführen Sie erotischen Bauchtanz und legen Sie dabei einen verführerischen Striptease hin.

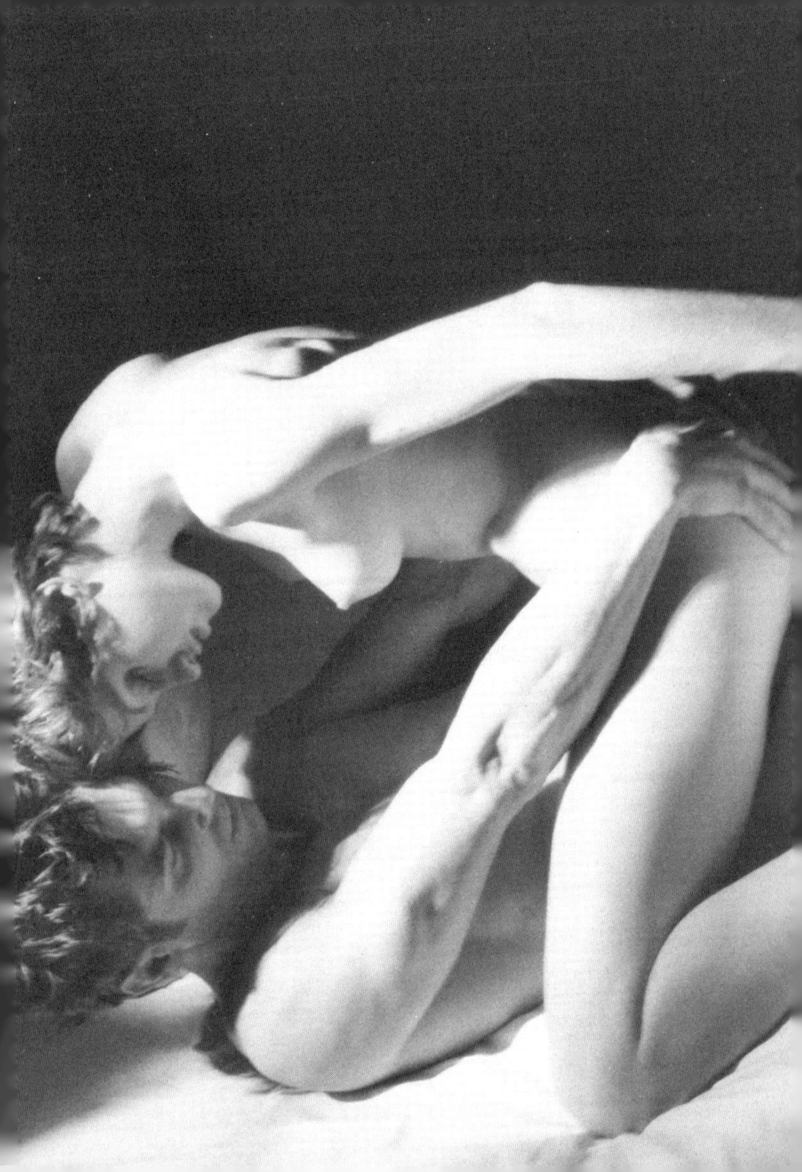

Kamasutra-Spiele

Beim Kamasutra geht es nicht nur um eine offene und bewusste innere Einstellung gegenüber dem Körper, sondern es handelt sich auch um einen Katalog sexueller Stellungen, von denen einige ziemlich exotisch sind. Wenn Sie sich eingehender mit dem Kamasutra befassen, finden Sie mit Sicherheit neue Anregungen für Ihr Liebesspiel.

265 Spielen Sie Kamasutra-Bingo. Der Gewinner darf sich die Stellung aussuchen.

266 Legen Sie Ihr eigenes Kamasutra-Fotoalbum mit durchnummerierten Bildern an. Nennen Sie eine bestimmte Zahl und lieben Sie sich in der jeweiligen Position.

267 Basteln Sie sich einen Würfel und bekleben Sie seine Seiten mit Fotos der Kamasutra-Stellungen, die Ihnen am besten gefallen. Würfeln Sie nun und bleiben Sie ein paar Minuten lang in der gewürfelten Stellung, bevor Sie weitermachen und erneut würfeln.

268 Nehmen Sie ein normales Kartenspiel und bekleben Sie es mit Bildern, die Sie oder Ihren Partner in verschiedenen Kamasutra-Stellungen zeigen. Von jeder Stellung benötigen Sie vier Karten. Spielen Sie dann »Quartett« miteinander. Der Gewinner darf sich Sex in seiner Lieblingsstellung wünschen.

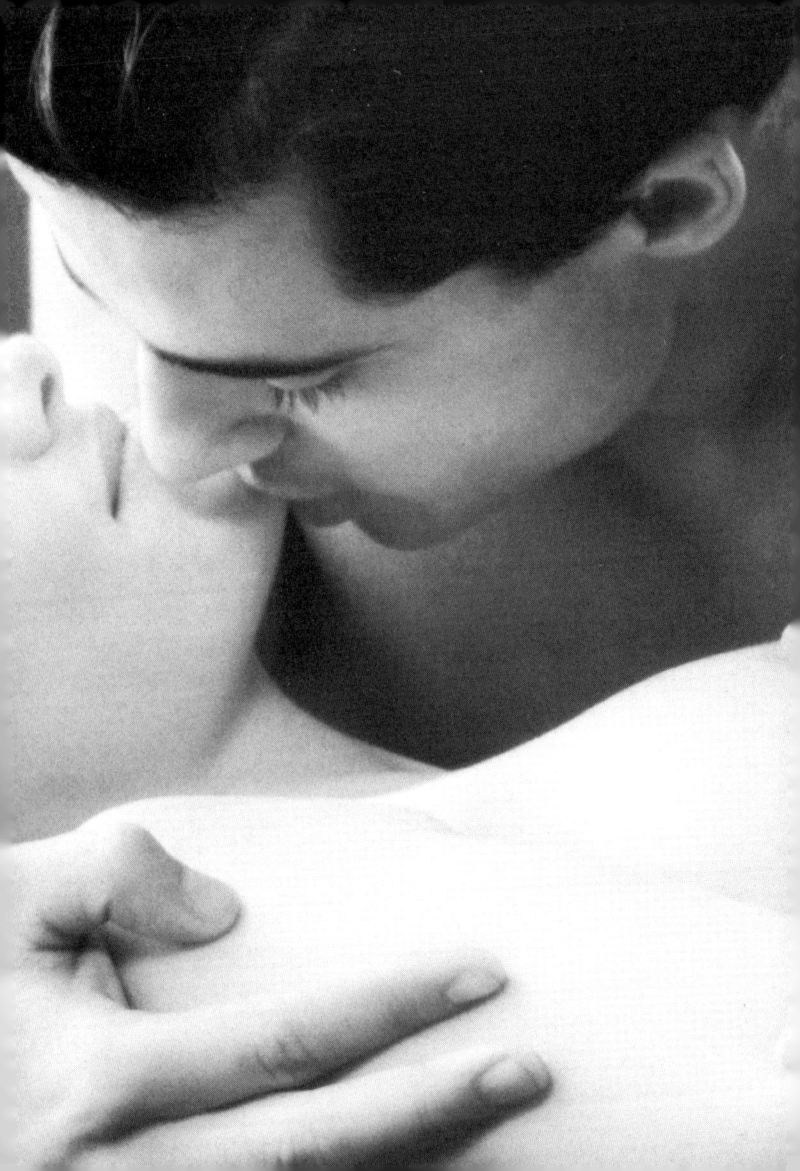

Spinnen Sie die Geschichte weiter …

269 *Sie wohnen über das Wochenende in einem wunderschönen Hotel in den Bergen. Ihre Begleitung hat im letzten Moment abgesagt, und so haben Sie das große französische Bett und den Kamin ganz für sich allein. Als Sie im See schwimmen, fällt Ihnen der geschmeidige und gebräunte Körper eines anderen Gastes auf, der ebenfalls allein zu sein scheint. Später, unten bei den Ställen, überrascht Sie derselbe Fremde in einer abgeschiedenen Ecke …*

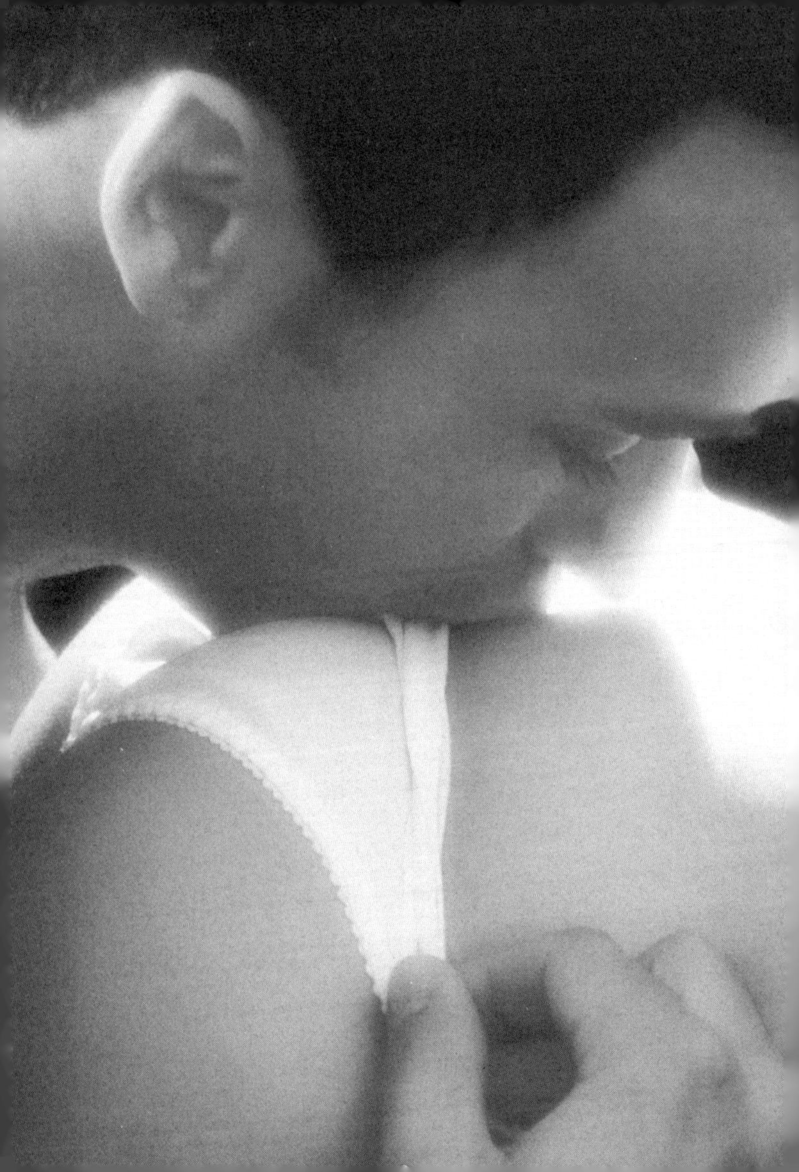

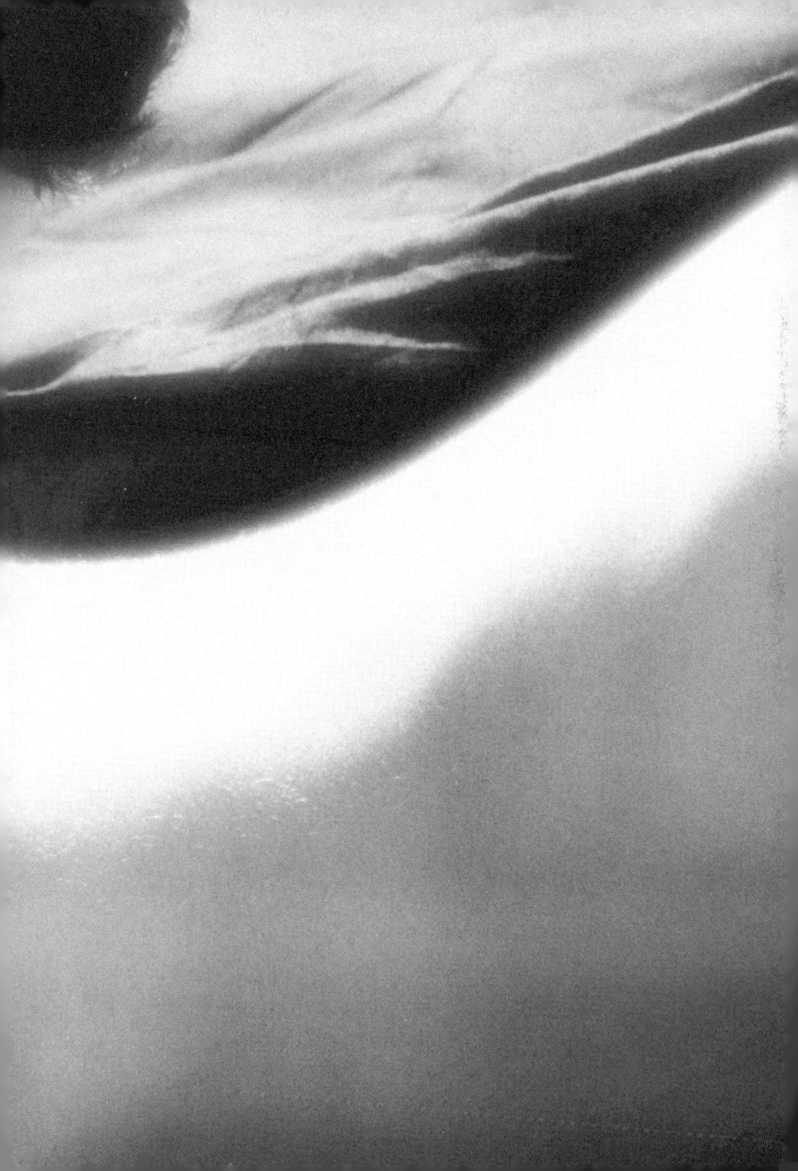

Register

Die Geheimwaffe für Männer

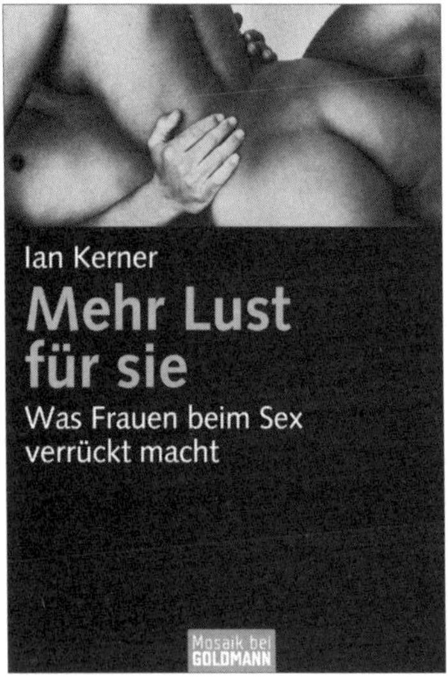

16746

Mosaik bei
GOLDMANN